インフルエンザ　なぜ毎年流行するのか

岩田健太郎
Iwata Kentaro

ベスト新書
593

はじめに

本書を執筆した理由は主に2つです。

1. 日本の人たちは、感染症をはじめ健康や病気についての正しい情報を持っていない。
2. そういう「正しい情報」は、別に専門家でなくても携えることは可能だ。

本屋さんの「健康本」コーナーに行くと、たくさんの健康になる本とか、病気にならない本とか、長生きする本とか、若返る本とか、痩せる本とかが売っています。ところが、そのほとんどがインチキだったり、ミスリーディングだったり、センセーショナルなだけだったり。要するに「ちゃんとした」本がとても少ないのです。

ぼくら医者は医学論文を書き、専門の学術誌に投稿します。その掲載条件は非常に厳しいものです。プロの同業者が複数で論文を「査読」し、内容の妥当性を吟味します。妥当性が低い部分は訂正を迫られますし、もっと妥当性が低いものはアッサリと掲載拒否（リジェクト）されてしまいます。

ところが、日本の書籍や雑誌の内容は明らかに間違っているものや、ミスリーディングなものが多い。誤字脱字とかはちゃんと校正さんや編集さんがチェックしてくれるんですよ。でも、肝心要の内容の妥当性は誰も吟味していません。

2017年に文藝春秋社から放射線科医の近藤誠氏が「ワクチン副作用の恐怖」という本を出版しました。ところが、この本には間違いが多く、データの拡大解釈や誤解釈、論理的な整合性の欠如など、複数の問題点が見つかりました。そこで、ぼくは文藝春秋社にメールを書いて、具体的にどこに問題点があるのかを詳細に指摘しました。

ところが、文藝春秋社からはこのメールに対して返事一つ送ってよこしませんでした。反論すらなかったのです。

もし、文藝春秋社が誠実な出版社であれば、事実の誤りがあれば、ぼくに謝罪の連絡をよこし、ホームページかなにかで事実誤認の訂正文を公表したはずです。もし、文藝春秋社あるいは近藤誠氏がイワタの意見を「おかしい」と考えるのならば、「お前の言っていることはここが変だ」と反論したはずです。

要するに、文藝春秋社にとっても、おそらくは近藤誠氏にとっても、本の内容の妥当性などはどうでもよかったのでしょう。売れればいい。内容が間違いだらけの本でも（実際そうだったのですが）センセーショナルで、読者が買ってくれ、売上が伸びさえしてくれればそれでよいのだ、と。

ちなみに、このときの反論はぼくのブログにアップした後（http://georgebest1969.typepad.jp/blog/2017/11/近藤誠氏ワクチン副作用の恐怖批評.html）、月刊誌の「中央公論」２０１８年４月号に、内容を改めた形で掲載されました。

このように、日本の雑誌、書籍の出版社は概ね非常に無責任体質でして、「要するに売れればいいんだよ」という徹底した売上主義をとっていました。

そういえば、昔のテレビもそうだったような気がします。ぼくが子供の頃は、「ＵＦＯを発見した」とか「心霊写真」とか、なんとかヒロシの探検隊とか、ミスターなんとかの超常現象とか、虚実ないまぜの番組がたくさんありました。現在も続くテレビの「視聴率さえ取れればよい主義」です。

ところが、最近は視聴者の目も厳しくなりました。露骨な捏造、ヤラセ、虚偽には強いクレームが起きるようになり、テレビ局も出鱈目な番組を作れなくなりました。「フィクション」と「ノンフィクション」の明確な区別をつけることが要求され、事実に反することを事実と報じることは厳しく禁止されています。まあ、現在でも健康番組とかの内容の妥当性は、プロの目から見るとムムム？　なことは多々ありますが、ねえガッテン、ガッテン。

新聞も内容の虚偽にはうるさいメディアです。誤報をしようものならものすごく叩かれますし、捏造記事など書こうものなら、それはもう何年、何十年と厳しく叩かれます。テレビも新聞も視聴者数・読者数が多いですから、厳しい声が届きやすいのでしょう。ところが、テレビ・新聞に比べると圧倒的に読者数が少ないのが雑誌や単行本です。こちらは、どんな出鱈目を書こうが平気の平左ですし、出鱈目を指摘されても黙殺してしまえ、という風潮が未だに見受けられます。文藝春秋社がそうであったように。ところが、ようやく最近になってこの潮目も変わってきたように思います。

本稿執筆時点では、雑誌「新潮45」が休刊（事実上の廃刊）に追い込まれました。きっかけは、議員の杉田水脈氏のＬＧＢＴを差別するような論説の掲載でした。杉田氏は批判されたのですが、彼女を擁護する論説をさらに特集したことで「炎上」は激化、新潮社のブランド価値もダダ下がりし、最終的にこの雑誌は市場から姿を消したのです。

ソーシャル・ネットワーキング・サービス（ＳＮＳ）の普及により、比較的マイナーな存在であった雑誌や書籍でのヘイト、差別、出鱈目も瞬時にコミュニティーで拡散される時代です。何を言っても通用する時代ではなくなったのです。

この風潮は、言論の自由の保証という観点からは一概に良い悪いと断定できないのですが、少なくともデマやトンデモを許容しない、という観点からは以前よりも少しはましになったものとぼくは思います。

そういうわけで、感染症や健康について、妥当性の高い情報を提供しようと本書をしたためました。もちろん、ぼくが間違っていない保証もどこにもありませんから、間違いは忌憚なくご指摘いただければ幸いです。間違いとわかればすぐに謝罪、訂正いたします。文藝春秋社のように黙殺はいたしません。

妥当性の高い情報であっても、ちゃんと読み応えがあり、読後の満足感が得られ、読者の皆様に納得いただき、そして行動変容も促される。ここまでできれば本書は100点満点なのですが、さて、果たしてうまくいっていますかどうか。それは、皆様の評価を待つよりほかありません。

2018年9月　ようやく秋らしくなった台風直撃前の神戸にて

岩田健太郎

『インフルエンザ　なぜ毎年流行するのか』●目次

第一章

インフルエンザはなぜ毎年流行するのか

毎年のインフルエンザなぜ流行《はや》る？

冬の風物詩、インフルエンザ。毎年これが流行するために冬の外来待合室は患者でいっぱいになります。インフルエンザがなくても冬の外来が病人で忙しいのは事実です。冬はいろんな病気になりやすいですからね。しかし、インフルエンザがなければ、こんなに外来が忙しく混み合うこともないでしょうに。

ときに、質問。インフルエンザってどうして毎年流行するのでしょう。そりゃ、年によって流行の度合いは違いますよ。でも、必ず流行する。まったくやってこないという年はない。そもそも夏はウイルス、どこでどうしてるんだ？

なぜ、インフルエンザは流行するのか。この「なぜ」という質問は、我々の質問の中で一番高級な質問です。５Ｗ１Ｈとかいいますが、その中でもWhy、「なぜ」に踏み込むのが最も価値が高い質問行為なんです。

なぜかというと、「なぜ」は一番答えが出しにくいからです。

例えば、ある人物が自殺したとしましょう。詳細な捜査により、「誰が」「いつ」「どこで」「何を」「どのように」やったのか、は比較的突き止めやすいことでしょう。Aさんが、昨日、自宅で、首をつって死んだ……みたいな感じです。

が、「なぜ」そんなことをしたのか。それは簡単には分かりません。もしかしたら、Aさんは遺書を残していたりするかもしれません。しかし、その遺書に本心が記されているという保証はどこにもありません。例えば、「世界に絶望した」みたいなことが書いてあっても、実は彼女にフラれたのが本当の自殺の理由かもしれないじゃないですか。世間体を考え、彼女にフラれたくらいで死ぬような男に見られたくなくて、「世界に絶望した」なんて格好いいことを言っているだけなのかもしれません。いや、彼女にフラれたのも本当は「きっかけ」に過ぎず、本当の本当はもっと違う理由だったのかもしれません。本人ですら気づいていないような理由で……。

とまあ、こんなわけで、「なぜ（Why）」の質問の答えはなかなか正確には得難いのです。その得難さは他の who, when, where, what, how とは比べ物にならないくらいの難易度です。

医学の世界でもそうです。いつ、どこで、だれに、何という病気が、どのように起きたのかを記載するのはそれほど難しいことではありません。難しいのは「なぜ」そういう病気が起きたか、なのです。

話を戻しましょう。インフルエンザはなぜ冬に毎年流行するのか。言い換えるならば、なぜ夏には流行しないのか。

これはですね、インフルエンザ・ウイルスは寒くて乾燥しているところで元気になりやすいのです。だから、冬に流行しやすい。

もっとも、ウイルスの性格だけで流行が決まるわけでもないようです。例えば、冬は寒いので人が屋外に出にくい。密閉した建物の中に閉じこもりやすいのでインフルエンザ・ウイルスが室内で人から人に伝播《でんぱ》しやすい、という要素もあるようです。

また、冬には日光にあまり当たれません。日光がないと体内でビタミンDが作れません。ビタミンDは免疫力に寄与していますから、冬には免疫が弱ってインフルエンザにかかりやすい、こういう理由も関与しているようです。

要するに、いろんな理由が複合的に絡み合って、冬にインフルエンザは流行しやすいのです。

もっとも、インフルエンザが冬に流行する「正確な」理由は現在も分かっていません。こんなにシンプルな自然現象でも案外、科学が理解していないことって多いんです。「なぜ」問題、難しいですね。

世界規模で見ますと、北半球は11月くらいから3月くらいまでがインフルエンザの活動性が高いです。南半球は逆でして、日本では夏の時期がちょうど冬に当たりますから、8月とかがインフルエンザが流行しやすい時期になります。で、赤道直下のような熱帯地域、四季の違いがはっきりしない、「冬」がやってこない地域では年がら年中インフルエンザが見られます。

つまり、冬じゃなくてもインフルエンザは活動しているのです。日本でも調べれば年中インフルエンザ患者は見つかります。とくに沖縄のような四季がはっきりしないところではその傾向が強いようです。インフルエンザウイルスは細かく分けるとAとBという2つのタイプがあるのですが、とくにこのBは年がら年中見つかることが多いです。

インフルエンザ・ウイルスは同じ地域でずっと流行の波をアップダウンしていることもあるようですが、他の地域から移動している可能性もあります。南半球で流行したウイルスが赤道を越えてだんだん緯度を高めて北半球での流行に移行していき、その後また緯度を下げて冬になった南半球で流行する、というサイクルが存在するようです（Finkelman BS, Viboud C, Koelle K, Ferrari MJ, Bharti N, Grenfell BT. Global Patterns in Seasonal Activi ty of Influenza A/H3N2, A/H1N1, and B from 1997 to 2005: Viral Coexistence and Latitudinal Gradients. PLOS ONE. 2007 Dec 12;2(12):e1296)。なぜ、どのようにしてそのような地域の移動が行われるのかは分かっていませんが、興味深い現象だと思います。

流行のパターンは人の動きに影響されます。動物にも感染するインフルエンザ・ウイルスですが、「通常」流行するタイプのインフルエンザは主に人から人に伝播していくからです。

人の移動の仕方は時代によって異なります。移動手段がどんどん進歩していきますから。大陸や国によっても違いますし、同じ国内でも都市部と田舎では異なります。戦争があって、その結果多くの難民が生じた場合、ワールドカップやオリンピックのような大きなスポーツイベントがある場合、宗教における巡礼など、様々な複雑な要素が人の移動を決定します。よって、流行の動き方は地域によって細かいバリエーションがあり、先に述べた「冬に流行」というインフルエンザのパターンも大雑把にザックリ概観したものに過ぎません。

ぼくは千葉県は房総半島の亀田総合病院という病院に勤務していたことがありますが、比較的暖かい房総半島でのインフルエンザ流行は、千葉県北部……東京のすぐ近くよりもずっと遅れて始まっていました。これは気温の影響もあるのでしょうが、東京からの人の移動……例えば（実は千葉県にある）東京ディズニーランドに移動する大量の人たちなどの影響もあったのかもしれません。まあ、これはぼくの個人的な推測に過ぎず、ここでも「なぜ」問題は難しいのですが……。

とにかく、インフルエンザは夏でも冬でも存在するけど、冬のほうがよく目立ってローカルな問題と、寒い地域にどんどんウイルスが移動していくっていうグローバルな問題が混在して、現在の流行を作っているようです。

文献上、最初のインフルエンザの記載は16世紀のことで、イギリス人医師のカイウスが発熱や頭痛、筋肉痛を起こす病気、「汗かき病（sweating disease）」として記載しています。もっとも、インフルエンザの原因であるインフルエンザ・ウイルスが見つかったのは1933年のことですから、カイウスの記載がインフルエンザだった、というのは症状からの推測に過ぎません。ただし、それ以前にも12世紀にはイングランド、ドイツ、イタリアなどでインフルエンザの流行があったとされています。14世紀にはフィレンツェでインフルエンザの大流行が起き、このときに命名されたex influentia colesti.つまり「天体の影響」というのが「インフルエンザ」という病名の由来になりました。

昔の人は、インフルエンザを感染症ではなく、天体の影響による現象だと考えていたのです（Cunha BA. Influenza: historical aspects of epidemics and pandemics. Infect Dis Clin North Am. 2004 Mar;18(1):141–55.）。

しかし、数千年の歴史を持つ中国の医学書『傷寒論《しょうかんろん》』にもインフルエンザらしき症状の記載がありますから（太陽病）、もしかしたらインフルエンザはもっともっと昔から存在していたのかもしれません。

ま、というわけでインフルエンザが「なぜ」流行る？　結論を申し上げると「いろんな説があるけど、よーわからん」といったところでしょうか。のっけからモヤモヤで申し訳ないです！

インフルのワクチン、ホントに効いてるの？

ところで、インフルエンザと言えばワクチンですね。毎年秋口になると接種する人も多いと思います。

しかし、あのインフルエンザ・ワクチン。本当に効いているのでしょうか。年によって「効いている」年と「効かない」年があるような気がしませんか？　それに、ワクチンを打っていてもインフルエンザになったって人もいるし、逆にワクチンを打っていなくてもインフルエンザになんてなったことないよーなんて人もいます。どうも、どこまで当てになるのか分かりませんねー。

結論を先に申し上げると、インフルエンザ・ワクチンは「効いています」。毎年、確実に効いています。ただし、「効く」とはどういうことか？　ソモソモ論で理解する必要があります。なにー？　ややこしい？

ワクチンが「効いている」というのは、そのワクチンを打ったらインフルエンザにならない！　という意味ではありません。えーっ！　じゃ、意味ないじゃ～ん。と思ってはいけません。ワクチンが「効く」というのは、

ワクチンを打った場合と、
ワクチンを打たなかった場合

この2つで、インフルエンザになる確率が違い、ワクチンを打ったほうがインフルエ

ンザになりにくい、ということなんです。分かりにくいですかー？

アメリカの疾病対策予防センター（ＣＤＣ）というところがまとめていますが、例えば２０１７－18年の冬のアメリカのインフルエンザ・ワクチンの効果は36％でした（Seasonal Influenza Vaccine Effectiveness, 2005-2018 | Seasonal Influenza (Flu) | CDC [Internet]. 2018 [cited 2018 Aug 20]. Available from: https://www.cdc.gov/flu/professionals/vaccination/effectiveness-studies.htm）。これは、ワクチンを打たなかった人のインフルエンザのなりやすさと、打った人のなりやすさを比べると、打った人のほうが36％インフルエンザになりにくくなりましたよっという意味です。

なんか、36％って微妙な数字じゃね？ そういうご意見の読者もおいでかもしれません。ぼくも同感です。インフルエンザ・ワクチンの効きって実は「ビミョー」なんです。

ただ、インフルエンザは非常に流行性が強い感染症なので、とてもたくさんの、何千万という単位の患者さんが発生します。仮に３割患者さんが減ったとしたら、ウン百万という単位の減少です。苦しむ患者さんは減りますし、冬に重症患者でごったがえす医療機関の負担軽減にもなります。医療機関の負担が減ると、重症患者受け入れ拒否とか、医療事故とかも減るメリットがあります。結局は患者さん自身のメリットにもなるんです。情けは人の為ならずー。

野球でも3割バッターはよいバッターです。打席に立つたび必ずホームランを打つのは漫画の世界の話でして、現実世界は3割は上出来なんです。インフルエンザ・ワクチンもそのくらいの気持ちで認識していただければいいわけです。

というか、インフル・ワクチンの素晴らしさはその効果の大きさ「そのもの」にはありません。

36%なんて、ワクチンとしての効果は控えめな方ですよ。でも、このワクチン、効果が安定しているのです。毎年インフルエンザ・ワクチンは（その年の流行しやすい株に合わせて）ちょっとずつ違うワクチンに仕立てているのですが、前述のCDCによると、2006－07年シーズンから2017－18年シーズンまで「毎年」必ず一定の効果をもたらしています。ただし、2004－05、2005－06年のシーズンは効いていなかったみたいです。しかし、これだけコンスタントに効果が安定しているワクチンというのは素晴らしい。一番効かなかった2014－15シーズンでも19%、特に効いていた2010－11年では60%でした（前掲）。バッターに例えるならば、非常に安定感のある、ムラのないスグレモノという感じです（数字の説明は一般の方に分かりやすいよう、若干

「端折《はしょ》って」ますが、本質的には間違った説明ではないと思います）。

というわけで、インフル・ワクチンは「本当に」効いています。毎年、安定した効果を発揮しています。ただ、その効果はそれほど大きくなく、ワクチンを打ったほうが若干、インフルエンザになりにくい。だから、ワクチンを打っていてもインフルエンザになる不運な人もいますし、ワクチンを打っていなくてもインフルエンザにならないラッキーな人もいる。しかし、総じてワクチンを打ったほうがインフルエンザにはなりにくい。そして、その恩恵を受ける人は（インフルエンザに苦しむ人の総数が多いために）、とてもたくさん、ということになるのです。

ワクチンの「効く」はこのようになかなかにややこしくて難しいのです。もっと詳しく知りたい！という方はぜひ拙著『予防接種は「効く」のか？』（光文社新書）というそのものズバリなタイトルの本をご参照ください！

ですから、ぼくもうちの奥さんもうちの娘たちも毎年必ずインフルエンザワクチンを接種しています。

そうそう、インフル・ワクチンのよいところは他にもあります。それはワクチンの安全性。非常に安全性が高く、ワクチンを打てない人はほとんどいません。妊婦さんでも

６ヶ月以上の小さな子どもでも打てますし、持病を抱えている、免疫の弱った患者さんでもＯＫです。昔は卵アレルギーがあるとワクチンを打ってはいけない、と言われていましたが、現在では積極的に接種するメリットのほうが大きいので推奨されるようになりました（CDC. Flu Vaccine and People with Egg Allergies [Internet]. Centers for Disease Control and Prevention. 2017 [cited 2018 Aug 20]. Available from: https://www.cdc.gov/flu/protect/vaccine/egg-allergies.htm）。

ところで、日本では小児は毎年インフルエンザ・ワクチンを２回打つよう言われますが、アメリカなど海外では生まれて初めて打つとき以外は、毎年１回でもＯＫとされています。何度も病院に行くのは（連れて行くのは）大変ですから、朗報ですね！「２回も行けないからワクチン打てない」じゃなくて、「１回でもいいから、ぜひ打とう」と方針変更しましょう！（Children, the Flu, and the Flu Vaccine | Seasonal Influenza (Flu) | CDC [Internet]. 2017 [cited 2018 Aug 20]. Available from: https://www.cdc.gov/flu/protect/children.htm）。

Children 6 months through 8 years getting vaccinated for the first time, and those who have only previously gotten one dose of vaccine, should get two doses of vaccine this season. All children who have previously gotten two doses of vaccine (at any time) only need one dose of vaccine this season.

とCDCのHPに書いています。これは、6ヶ月から8歳の小児で生まれて初めてワクチンを打つ人と、過去に1回しかワクチンを打っていない人は、1シーズンで2回のワクチンを打ちましょう。過去に2回のワクチン接種を打った人は（2回接種がいつだったかは関係なし！）、1シーズンで1回接種するだけで十分です。

という意味で書かれています。この英語の条件のところを読み飛ばし、「小児ではワクチンは2回、アメリカでもそう」と誤解している人は多く、医者でも誤解されている人がいます。案外、英語読むの苦手なドクター多いんですよねー。

新しい薬はダメよ、インフルに

インフルエンザと対峙《たいじ》する方法はワクチンだけではありません。ちゃんとインフルエンザに効果があるおくすりもあるのです。

歴史的に一番有名なのは「アマンタジン」という名前の薬。でも、この薬はAとB、2種類あるインフルエンザのAにしか効かないですし、薬剤耐性ウイルスも多くなりました。というわけで、この薬はもはや歴史的な存在、現役引退となってしまったのです。短い間だったけど、応援ありがとうございました！　という感じです。

近年、インフルエンザの治療薬の主流はアマンタジンのような古い薬から、インフルエンザAとBの両方に効果がある「ノイラミニダーゼ阻害薬」というタイプの薬に変わりました。現在使われているインフルエンザの治療薬のほとんどが、この「ノイラミニダーゼ阻害薬」に分類されます。

初期のノイラミニダーゼ阻害薬は飲み薬の「タミフル（オセルタミビル）」と吸入薬の「リレンザ（ザナミビル）」でした。その後、点滴で投与する「ラピアクタ（ペラミビル）」と長期吸入薬の「イナビル（ラニナミビル）」が加わり、現在ノイラミニダーゼ阻害薬のラインアップは4種類あります。

では、どのノイラミニダーゼ阻害薬が一番、効果が高いのか？　皆さんの興味関心もそこにあるのではないでしょうか？

答え、どれも似たり寄ったり。治療効果に違いはありませーん。なーんだ、どれでもいいんだ。

しかしながら、ぼくはこの中で一番よく使うのは「タミフル」です。次に使うのは「リレンザ」。で、「ラピアクタ」と「イナビル」はほとんど使いません。

理由を今から説明しますね。

「ラピアクタ」は注射薬です。だから、外来で「インフルエンザ」と診断されたら、処置室とかで看護師さんに点滴をつないでもらい、そこで治療しなくてはなりません。

冬は病院が忙しい季節です。インフルエンザのような感染症が流行しますし、心筋梗塞のような血管の病気も増えます。忙しい外来で、処置室のベッドを埋めて、看護師さんたちに余分な仕事をしてもらうのはあまり効率的なやり方とは言えません。もちろん、それで患者さんがよけいによくなるのならば、いいのかもしれませんが、前述のようにノイラミニダーゼ阻害薬の治療効果はどれも似たり寄ったり。とくに、ラピアクタだからといって効きがよくなるわけではないんです。

話はちょっとずれますが、日本では患者さんの「点滴信仰」みたいなものがあり、点滴を打つと元気になると信じておいでの患者さんがとても多いです。

真っ赤な間違いです（まじで）。

「いわゆる」点滴には、水と塩と砂糖しか入っていません。ときどき、それにビタミン剤とかが入っていることもありますが、まあどれも「気休め」なものです。ラピアクタも他のノイラミニダーゼ阻害薬と効果は違いません。要するに、イメージだけが先行しているのですが、点滴だからいいってことはないのです。看護師さんは貴重な人的リソースで忙しいので、もっと患者さんの役に立つことにその能力をふりむけるべきです。

それに、インフルエンザは感染症で周りの人に伝染《うつ》ります。ですから、ぼくはできるだけ速くインフルエンザを診断して、治療して、患者さんが病院の外にすぐに出られるよう最大限の配慮をします。ずっと病院の中にいれば、待合室などで他の患者さんに伝《う》染《つ》したり、医療従事者に感染させたりするからです。スタッフはほとんど全員インフルエンザ・ワクチンを打っていますが、すでに述べたようにワクチンは完璧ではありません。スタッフがインフルエンザを発症すると感染対策のために仕事を休まねばなりません。それだけ医療のパワーダウンになり、結局は患者さんの迷惑になります。

お分かりでしょうか。処置室で30分とか1時間かけて点滴の薬を落とすと、その間、周りの患者さんや看護師さんにインフルエンザを感染させるリスクが増すのです。なのに、治療効果は上がらない。これはあまりにも稚拙なやり方です。

だから、ラピアクタは入院が必要で口から薬を飲んだり吸入ができない患者に限定した薬ということになります。外来で使うのはあまりに非戦略的すぎます。ちなみに、先程、「気休め」と書いた「点滴」も口から飲めない患者さんに対しては脱水を防いだり治療する非常に効果的なツールになります。医療はたいてい、「よい、わるい」で切ることはできず、「適・不適」だけがあるのです。手術の必要がない人に手術するのは悪いことですが、必要な人には手術はよいことです。ま、そういうことです。

さて、海外で行われた臨床研究で、イナビルの効果はプラセボ群（いわゆる偽薬群）と比べて差が見られませんでした。つまり、イナビルはインフルエンザには「効かない」ことが示唆されたのです（Efficacy and Safety Study of Laninamivir Octanoate TwinCaps® Dry Powder Inhaler in Adults With Influenza - Study Results - ClinicalTrials.gov [Internet]. [cited 2018 Aug 20]. Available from: https://clinicaltrials.gov/ct2/show/results/NCT01793883）。

というわけで、ぼくは日常診療のインフルエンザ治療にはラピアクタもイナビルも使いません。あと、リレンザも吸入が難しい患者さん（とくに高齢者）も多いので、結局、ノイラミニダーゼ阻害薬ではタミフルを使うことが圧倒的に多いです。

　というか、そもそもノイラミニダーゼ阻害薬を使わなければならない、ということもないのです。インフルエンザは基本的に自然治癒する感染症で、絶対に病院受診が必須というわけではありません。しんどかったら受診して薬をもらってもよいですが、待ち時間がイヤ、とか家で寝ていたい、という人は無理して医療機関に来なくても家で寝ていれば（たいてい）治ります。

　また、発症48時間以上経つとインフルエンザにノイラミニダーゼ阻害薬は効果がなくなります。ですから、こういうときはどっちみちタミフルなどは使えません。ぼくはこういうとき、桂《けい》枝《し》湯《とう》など漢方薬を出すことが多いですが、アセトアミノフェンなどの対症療法でも良いと思います。ボルタレンなどのＮＳＡＩＤｓと呼ばれる薬は脳症やライ症候群といった重症合併症のリスクがあるため、やめておいたほうがよいです。ときどき医者も間違って出してることがありますね。注意、注意。

　まあ、そんなわけで、インフルエンザの治療といってもいろんな選択肢があるわけです。必ずしもひとつのやり方に固執しないことも大事です。

　ときに、最近、「ゾフルーザ（バロキサビル）」という新しいインフルエンザの薬ができました。ノイラミニダーゼ阻害薬とは異なる作用でインフルエンザ・ウイルスに効果があり、タミフルと異なり、一回飲むだけで治療が終了するという薬です。なんか、便利ですね。

ところが、です。この新薬（Hayden FG, Sugaya N, Hirotsu N, Lee N, de Jong MD, Hurt AC, et al. Baloxavir Marboxil for Uncomplicated Influenza in Adults and Adolescents. New England Journal of Medicine. 2018 Sep;379(10):913–23.）、小児についても有効性を示すデータがありません。何より副作用や他の薬との相互作用の情報も十分ではありません。大人の研究では治療効果はタミフルと引き分けでした。要するに「タミフルくらい効くけど、子どもではよく分からない。安全性も分からない」という薬です。お値段はタミフルよりも高いです（新薬は一般的に割高なのです）。

普通の買い物で、「効果は同じか不明、安全性は不明、値段は高い」ものを買うでしょうか。それが車であれ、不動産であれ。ぼくなら絶対に買わないですね。

日本では、医者も患者もすぐに新薬に飛びつく悪い癖があります。が、新薬＝ベターな薬とは限りません。とくに、安全性については古い薬のほうがずっと情報量が多いのでより安心です。使用経験が多いほど安全情報は優れているのです。騙《だま》されないようにしましょうね。ぼくなら現時点ではインフルエンザにゾフルーザは使いません。

なんか、使わない、使わない、みたいな話ばかりになってしまいました。でも、感染症の知識が多ければ多いほど、実は余計な薬は使わなくなるのです。中途半端な知識のママで製薬メーカーに勧められる医者が安易に新薬を処方する。これも、残念な日本の実態です。患者のほうが賢くなって、こういう安直な診療に注意しておく必要があります。

インフルで求めてはならぬ治癒証明

さて、インフルエンザネタも引っ張りすぎたようです。本項でおしまいにしましょう。

インフルエンザが治った子供が、「治癒証明」を求めて再び受診する、という不思議な現象が日本のあちこちで起きています。どうしてこんな変なことが起きるのかというと、学校がそれを要求するからです。

インフルエンザが治ったことを「証明」することなんてできません。本人が主観的に元気になれば、それは治ったと解釈できます。ただ、それだけです。体の中にはまだインフルエンザ・ウイルスがいるかもしれませんが、それを「いない」と証明する方法はないですし、仮にあったとしても、現実性のない、意味がない方法です。

ぼくがよく使う感染症のマニュアル、「CCDM」によると（https://ccdm.aphapublications.org/）、インフルエンザ患者が他人にインフルエンザを感染させやすいのは、成人ですと発症3－5日がもっとも大きく、子供だと7－10日だそうです。ただし、個人差もありますし、感染可能な期間はもっと延びることもあります。

ただ、あまり厳密に「絶対感染しない時期」なんてものを追求しすぎるといつまでたっても学校や会社に戻れず、それはそれで不便です。日本の学校保健安全法、いわゆる学校保健法では「発症してから5日、かつ解熱してから2日」は学校を休むよう求めています。まあ、それなりに妥当な数字ですから、これでよいと思います。

大人でも、だいたい「解熱2日」程度で職場復帰できます。これはノイラミニダーゼ阻害薬をはじめとするインフルエンザの治療薬を使っても、使わなくても同じです。

インフルエンザはたいてい自然に治る病気なので、絶対に病院を受診するべきとは限らない、という話をしました。軽めのインフルエンザなら家で寝ていれば良いので、解熱2日、あるいは5日程度たったら学校や職場に復帰できます。同様に、治ったあとに病院を受診する行為に合理性はまったくありません。元気な人は病院に来なくたって良いのです（この場合は）。「治癒証明書」の発行なんて論外です。ただでさえ忙しい冬の診療現場に余計な仕事を持ち込まないでいただきたい。

沖縄県はインフルエンザの「治癒証明書」には意義がないとＨＰで明言しており、無意味な受診で患者と医療者がともに困らないよう積極的な配慮を見せています（http://www.pref.okinawa.jp/site/hoken/chiikihoken/kekkaku/inful_chiyushomei.html）。残念ながら、ほとんどの自治体は、そして厚生労働省もこのような積極的かつ責任ある態度をとってはくれません。「もし、何かあったら、誰が責任を取るのだ」という無責任体質だからです。この無責任体質は、教育委員会や学校自身についても同様です。

健康については病院や医療に丸投げ、の時代は終わりました。医療リソースは打ち出の小槌《こづち》ではありません。無尽蔵に人や金が出てくるわけではないのです。高齢化が進む日本では、医療リソースが未来になってもちゃんと維持できるかどうか分かりません。限りあるリソースは大事に使うのが定法です。ですから、お願いですから、「治癒証明書を出せ」と要求しないでくださいね。

だいたいですねえ、日本の医療現場は要らん書類、無駄な書類が多すぎるんですよ。

病院ってブラック体質になりがちなんですが、要らん書類がそれに拍車をかけています。

例えば、結核。診断すると法律で保健所に届け出しなければならないんです。それはいい。でも、なぜか書類が2枚なんですよ、2枚。そして同じことを2回書かなきゃいけない。この21世紀に、そもそも紙ベースで入力しなければならない無駄自体ほとんど信じられないのに、同じことを2回書かせるとか、ほんと、何考えてるんでしょうね！

あと、ぼくはエイズの患者さんも見るのですが、エイズの患者さんは身体障害者手帳をもらえるんです。で、これに付随して障害年金ももらえるんですが、この申請書類（医師の記載が必要です）が人をバカにしている。

なんと、血液検査の結果を3回書く欄があるのです（https://sakuya-shougainenkin.com/hiv）。同じ検査結果を、同じ紙に3回ですよ！　ほとんど、嫌がらせとしか言いようがありません。ていうか、この書式考えたやつ、自分で一回シミュレーションしてみろよ！　明らかに無意味だって10秒で気づくから。ほんっと、実証しないで机上の空論で考えるからこうなるんだよねー。

これ、保健所長とか行政とか厚生労働省の官僚とかに文句言っても、「規則ですからゴニョゴニョ」としか返ってこない。まったく、アイツラがそもそも医療のブラック体質の責任の一端を担っているのです。「労働省」が聞いて呆《あき》れるワイ！

インフルエンザの治癒証明に限らず、医療における無駄な書類仕事は医者を疲弊させ、診療能力が衰え、時間をかけて患者さんを見ることもできなくなります。こういう要らん書類を全廃させれば、もっと質の良い医療を提供できます。厚生労働省とか自治体とか保健所は、質の良い医療のために、ベストを尽くす義務があるのであり、そのためには自分たちがやっている無駄な制度をしっかり見直すべきなんです。みんな、沖縄県を見習ってくださいねー。

よくやるが、学級閉鎖、役に立つ？

ところで、インフルエンザと言えば、「学級閉鎖」「学校閉鎖」。よくありますね。クラスの子がひとり、ふたりとインフルエンザになり、教室での大流行を防ぐために学校がお休みになります。でも、閉鎖期間中は外出もできなくてつまんない。低学年の子が学級閉鎖や学校閉鎖になると、親御さんも一緒に休まなければなりません。共働きの家庭も多くなった現在、あるいはシングルマザー、シングルファーザーの家庭もある昨今で、学級閉鎖、学校閉鎖はいろんなところに影響を及ぼします。子供だけの問題ではありません。

では、この学級閉鎖・学校閉鎖。本当に意味があるのでしょうか。

実はこの問題、よく分かっていないのです。

最新のベルギーの研究によると、週末とかクリスマスみたいに各地の学校が「一斉に」休むと、インフルエンザの流行がダウンするそうです。でも、これは我々が一般的に言うところの「学級閉鎖」「学校閉鎖」ではないですよね（Luca GD, Kerckhove KV, Coletti P, Poletto C, Bossuyt N, Hens N, et al. The impact of regular school closure on seasonal influenza epidemics: a data-driven spatial transmission model for Belgium. BMC Infect Dis [Internet]. 2018 Jan 10;18. Available from: https://www.ncbi.nlm.nih.gov/pmc/articles/PMC5764028/）。

それから、２００９年の世界的なインフルエンザ流行（パンデミック、いわゆる「新型インフルエンザ」）のときに、テキサスの公立学校を８日間休みにしたら、咳《せき》などの症状の出る人は減った、という研究もあります（Copeland DL, Basurto-Davila R, Chung W, Kurian A, Fishbein DB, Szymanowski P, et al. Effectiveness of a school district closure for pandemic influenza A

(H1N1) on acute respiratory illnesses in the community: a natural experiment. Clin Infect Dis. 2013 Feb;56(4):509–16.)。ただ、これは普通のインフルエンザ（季節性インフルエンザと言います）ではなく、また地域の複数の学校が一斉に休むという特殊な状況での話ですから、やはり一般的な「学級閉鎖」「学校閉鎖」に落とし込むことはできないと思います。同様に、日本の感染症数理モデルの第一人者、西浦博先生らの研究によるシミュレーションでは、パンデミック・インフルエンザのときに一斉に学校を休みにすると、インフルエンザの患者数は減ることが予測されました（Nishiura H, Ejima K, Mizumoto K, Nakaoka S, Inaba H, Imoto S, et al. Cost-effective length and timing of school closure during an influenza pandemic depend on the severity. Theor Biol Med Model. 2014 Jan 21;11:5.）。ただ、かかるコストとのバランスを考えると必ずしも一斉学校閉鎖が正しい戦略とも断定できなかったようです。いずれにしても、これも普通のインフルエンザとは違うインフルエンザに関する話なので、一般化はできないですね。

というわけで、ぼくが検索した限り、一般的な季節性インフルエンザに対する学級閉鎖や学校閉鎖がインフルエンザ流行を抑えるのに効果的だ、と明確に示すデータは見つけられませんでした。はっきりとした効果が分かっていないのですから、学級閉鎖や学校閉鎖をルーチンで（どこでも）やる必要はないかもしれませんね。

それよりも、前述の「効果がほぼほぼ分かっている」インフルエンザ・ワクチンをしっかり生徒さんが接種することのほうが大事なように思います。でも、学校でインフルエンザ・ワクチンをちゃんと接種させているところは少ない割に、学級閉鎖や学校閉鎖はアドホックに（その場しのぎに）やってるんじゃないですかねー。

学校はですね、ちゃんと科学的な判断をすべきなんです。学校が科学的な判断をするということは、科学的な思考をするということです。

どうしてかというと、学校・教師が科学的な思考ができなければ、当然生徒にも科学的思考を教えられないからです。

科学的思考とは先生が「こうですよ」と教えたことを素直に「そうですか」と暗記して飲み込む能力のことではありません。先生が「こうですよ」と教えたことを「なぜ、そうなんだろう」と（高級な質問である）「なぜ」という質問をし、そして「本当にそうなんだろうか」と懐疑的な態度で思考する態度を言うのです。

学校の先生の言いなりになって、言うことを聞くだけの日本の学校教育では本当の意味での科学的思考は身につかない。でも、ほとんどの学校が科学的な思考を生徒に教えず、「先生の言うことをとりあえず聞いとけ」と上意下達で「従わせてしまう」。従わせたら、科学もヘッタクレもない。

そういえば、ぼくが中学生の時、数学の試験でバツをもらい、「正解じゃないですか」と先生に文句を言ったら、「俺が教えたやり方と違う方法で解いた」からバツだ、と言われてかなりがっかりしたことがあります。ま、その先生の授業、ちゃんと聞いていなかったことは認めますよ（ぼくは授業をほとんど聞かずにこっそり本を読んでいるような、先生的には「困った」生徒でした）。でも、先生に教わった解法を丸暗記するよりも、自ら解法を編み出すほうがずっと知的には高級な作業なはずです。ぼくが教師だったら花丸つけますよ。

そもそも、日本の問題点は教育委員会や教師が文部科学省の言いなりになっていることです。これじゃ、先生自身だって科学的思考なんてできるわけがない。たとえ理科の先生であってもね。厳しいようですが、本当のことです。

昔、円周率を3と習うか、3・14と習うか？　という論争があったじゃないですか。あの論争そのものが非科学的な態度です。生徒に教えるのであれば、コンピューターにシミュレーションさせたりして、本当に妥当な円周率はどのくらいか検証させればよいのです。最初から答えを所与のものとして教えて覚えさせるのではなく、自分で確認させ、納得するまで議論を突き詰めてこそ、真の学校教育なんですよ。

話がちょっとずれちゃいましたが、学校が健康対策をするときも、文部科学省やら教育委員会の「本当に意味あるの？」な指導を鵜呑《うの》みにして盲従するのではなく、ちゃんとその対策が生徒の役に立っているのか、無意味で生徒や保護者の負担を増やしているだけではないのか？と自ら検証する態度が必要なのです。そしてそれを生徒にも見せてあげたらよろしい。そうすれば、生徒も「そうか、これが実証的科学的態度なんだな」と先生の立派な姿を見て学ぶことでしょうよ。

というわけで、インフルエンザ防止に有用な方法をネット検索と論文吟味で突き止めなさい、なんて素敵な夏休みの自由研究になると思います。で、妥当性の高い方法から学校が採用していくのがもっともコスト効果の高いその学校のインフル対策になるでしょう。前述のように学級閉鎖や学校閉鎖はその効果がはっきり分かっていない対策なので、その優先度は下がります。優先度が下がる対策のために保護者が仕事を休んだりして振り回されるのはいかがなものでしょう。保護者の方も科学的態度を学び、学校に「もっと科学的妥当性の高い対策を取るべきでは？」とツッコミを入れるべきでしょう。目指せ、国民総科学的態度!?

蛇足ついでにもうひとつ。多くの学校では学級閉鎖、学校閉鎖期間中は「外出禁止」にしますが、これも科学的ではありません。要するに学校での集団生活、狭い空間にたくさんの人が長時間いることによるインフルエンザの流行を防ぎたいわけで、別に街を歩いたり、電車に乗ったりしたからといってインフルエンザの流行が増大するわけではありません。理論的には家に閉じこもっていたほうが感染は広がらないでしょうが、外出によるリスクは微々たるものでしょう（でなければ、国民すべて外出できなくなってしまいますからね!）。というわけで、医学的には学級閉鎖、学校閉鎖期間中に外出したってOKです。こういうことも先生がちゃんと生徒に考えさせ、教えてあげるべきなんですよね。

第二章

感染症予防のウソ、ホント

おにぎりを素手で握っちゃいけないの？

外で食べてよし、中で食べても美味しいおにぎり。自分で作ってお弁当に入れてもいいし、コンビニでも買えるということで、日本食文化に確たるポジションを占めているレシピがおにぎりです。

確かに、おにぎりは美味しい。でも、ご存知でしょうか。実はおにぎりには感染症のリスクがあるんです。

それは、食中毒。

人間の手にはバイキンがたくさんついています。バイキンは、正確には細菌といいます。多くは「常在菌」と呼ばれている菌たちで、別に人間の健康に悪影響を与えたりはしていません。

それどころか、人間の体から常在菌がいなくなってしまうとむしろ健康には有害なんです。常在菌と人間は共生しているんですね。むやみに抗生物質を飲んではいけないのはそのためで、抗生物質は悪い菌だけでなく常在菌も殺してしまうんです。が、この話はまた別のところで。

さて、というわけで、手についている菌もたいていは無害な常在菌なのですが、なかには病気の原因になるような菌がついていることもあります。

その代表格が、黄色ブドウ球菌。菌の塊が黄色なので、黄色（おうしょく、と読みます）、そして顕微鏡で見るとぶどうの房のようにまんまるな菌が連なっているので「ブドウ球菌」、あわせて「おうしょくぶどうきゅうきん」と呼びます。名前、長いですねー。でも、感染症のことを知りたかったら、この長い名前に耐える必要があります、がんばって。

ちなみに、感染症のプロになりたかったら、ラテン語の名前も同時に覚えなくてはなりません。*Staphylococcus aureus*、スタフィロコッカスオウレウスと呼びます、あー長い。staphylo がぶどうのような、coccus がまるい、aureus が黄色い、という意味です。みなさん、まだついて来てますか？

さて、黄色ブドウ球菌はいろんな病気の原因になるのですが、そのひとつに食中毒があります。エンテロトキシンという毒を菌が作り、これが腸に入って下痢《げり》とか嘔吐《おうと》の原因になるのです。

で、例えばある人の手に黄色ブドウ球菌がくっついていて、そのブドウ球菌がエンテロトキシンを作っている。で、この手でおにぎりなんかを作ったりすると、おにぎりにエンテロトキシンがくっつく。で、このおにぎりを人が食べると、ゲーゲー吐いたり、ピーピー下痢をしたりする、というわけです。

菌が増殖しやすい暑い夏場は特に、食中毒を起こしやすくなります。特に菌が増殖するための、一定の時間をおいてから食べる場合……ピクニックのために朝握ったおにぎりをお昼に食べる、みたいな……のときには要注意です。

そんなわけで、手袋を着用したり、サランラップを使って素手でおにぎりを握らないよう、推奨している専門家もいるようです(https://news.yahoo.co.jp/byline/naritatakanobu/20170831-00075192/)。

手袋を着けておにぎりをにぎるのは別に悪いことではありません。感染症は、「感染経路」を遮断してやれば防げるのです。素手についた菌とトキシンがご飯に直接接触することで伝播が起きます。だから、間に手袋とかラップがあれば、伝播は起きない。簡単ですね。

とくに大量の食品を扱う弁当屋さんとかコンビニのおにぎりを作っているところで

は、マスクや帽子、手袋でガッチリ防御しておにぎりを作っていると思います。大量のおにぎりを作るところで食中毒が発生したら、その被害はとても大きなものになりますから。健康被害だけでなく、食品衛生法による営業停止や、報道による企業イメージの低下、減収など様々な形で大きなダメージをもたらします。食品関係の企業って本当に大変ですね。

では、家庭でおにぎりを作るときは、どうか。

確かに手袋をしておにぎりを握っても良いと思います。素手で握ったほうが美味しい、真心がこもっている、という意見も聞きますが、素手のほうが美味しいというデータはありませんし、根拠薄弱です。真心？　手袋ごときで減じてしまう「真心」は、本当の意味での真心とはいえないのではないでしょうか。この手の「素手信仰」は根拠のない迷信に過ぎないとぼくは思います。

ただし、黄色ブドウ球菌は手だけでなく、鼻の穴にくっついていたりします。ついつい癖で鼻を触ってしまう人がいます。手袋で完全防御していても、その手袋で鼻をいじっていたら、やはり食中毒のリスクは高まります。料理中は、鼻を触らないように注意しましょう。

あと、石鹸（せっけん）と水できれいに手を洗えばほとんどの細菌もエンテロトキシンも流れとられてしまいます。感染経路を遮断するのも良い方法ですが、そもそも感染源がなくなってしまえば、感染症は絶対に起きません。こういう基本原則を理解するのはとても大切です。ですから、手洗いをちゃんとやっていれば、必ずしも手袋をしなくてもたいていは大丈夫です。お寿司屋さんも、素手で握ってるでしょ。

まあ、そういうことで（たいていの問題がそうであるように）、手袋をするかしないかは「どっちでもよい」ということになります。少なくとも家庭のレベルでは。ちゃんと手を洗っている限り。

ただし、たとえ手袋をするにしてもちゃんとそのまえに手を洗いましょう。手袋には菌やトキシンが通り抜けられるような、小さな穴が開いていることもしばしばあるからです。だから、例えば病院でも医療従事者は手袋をする前に手指消毒といってアルコール製剤で手をきれいにしています。手袋してる、は「手を洗わなくて良い」という免罪符ではないのです。気をつけましょう。

ぼくも、おにぎりはよく握ります。ラップで握るときもありますが（手にコメがつかないので……）素手で握るときもあります。手袋は着けないかな……めんどくさいし。

50

料理はとても楽しいですし、食事はさらに楽しいですね。しっかり手を洗い、楽しくて美味しい食生活をエンジョイしたいものです。

ハチミツは意外に怖い、ボツリヌス

みなさんはハチミツ好きですか。ぼくは大好きです。熱いトーストにバターを塗り、その上にたら〜りたらりとたらしたハチミツの美味しいこと、美味しいこと、おっとよだれが出てくるぜ。

ハチミツは健康的な食品としても有名ですよね。ぼくらの業界で特に知られているのが、咳止め効果です。ハチミツなめてると、咳が止まるんです。本当です（Goldman RD. Honey for treatment of cough in children. Can Fam Physician. 2014 Dec;60(12):1107–10. Morice AH, McGarvey L, Pavord I. Recommendations for the management of cough in adults. Thorax. 2006 Sep;61 (Suppl 1):i1–24.）。

ただし、ハチミツ効果の誇大広告もよく目につきます。ハチミツ、とくにオーガニックなハチミツだと栄養たっぷりで、免疫力アップ！　とか書かれている宣伝をよく目にします。とくにニュージーランド原産のマヌカ・ハニーは有名で、免疫力アップや病気の治療に有効、なんて宣伝文句が並んでいます。

ぼくもニュージーランドに行ったときはマヌカ・ハニー、おみやげに買いました。濃厚な味のマヌカ・ハニー。美味しいので大好きです。

でも、健康効果という観点から言うと、さほどのデータがあるわけではありません。

例えば、マヌカ・ハニーには抗菌効果があり、「食中毒」のところで出てきた黄色ブドウ球菌の耐性菌（MRSAといいます）の鼻からの除菌に役に立つ、という研究論文があります（Poovelikunnel TT, Gethin G, Solanki D, McFadden E, Codd M, Humphreys H. Randomized controlled trial of honey versus mupirocin to decolonize patients with nasal colonization of meticillin-resistant Staphylococcus aureus. J Hosp Infect. 2018 Feb;98(2):141–8.）。

しかし、その除菌作業はまあ、大変。1日3回、5日間鼻に塗ってやっとこさの除菌でした。しかも、除菌できたのは半数以下しかおらず、効果もパッとしませんでした。

というか、ハチミツを食べるのはいいけど、ベタベタするあれを鼻に塗りつけるのは、ちょっと嫌かも。

同様に、ハチミツを傷に塗ると傷の治りが早くなるかも、というようないろいろな研究がなされています。けれども、ハチミツを舐《な》めてどんどん病気が治るとか、健康になる、ということはあまりなさそうです。

健康食品といえば二言目には「免疫力アップ」といいます。ハチミツについても同様です。この「免疫力アップ」についてはあとでも触れますが、ハチミツを舐めたからといって「免疫力」がアップするわけではありません。

ハチミツは「栄養価」が高いとよく言われます。が、それはカロリーも相当高いということも意味しています。なんでも、過ぎたるはなお及ばざるが如し。とりすぎには要注意。

ここでも「規則正しい食事は健康に良くない」のであり、毎日3食ハチミツを舐める、みたいなことはしないほうがよいとぼくは思います。手元の「食品成分表」によると、ハチミツは100gあたり294キロカロリーで、カロリーの多くは糖質からできています。糖質制限って流行していますね。ぼくは糖質だからダメ、とは思いません（このことは拙著『食べ物のことはからだに訊け』（ちくま新書）でも書きました）。が、やはりカロリー過多になるのは問題なので、ハチミツはときどき、パンに付けて楽しむ程度がよいでしょう。

ときに、ハチミツには健康リスクもあります。それは細菌感染症の、ボツリヌス症です。

ボツリヌス症というのは、ちょっと変わった感染症です。原因はクロストリジウム・ボツリヌムという細菌なのですが、普通の細菌感染症のように熱はでません。

これは菌が作る毒が筋肉を動けなくするような病気です。手足の力がクタクタに抜けてしまいます。

人間は呼吸をするときも筋肉が必要で、横隔膜や胸の筋肉を動かして肺を膨らましたり凹《へこ》ませたりしています。筋力が落ちると呼吸ができなくなります。呼吸をしないと、人間は死んでしまいます。大変だー。

ちなみに、ボツリヌス症では痛みの感覚や意識はまったく落ちないのがポイントでして、「息ができない」「でも、意識はしっかりある」ために地獄の苦しみになります。

ボツリヌス症の治療は人工呼吸器などで呼吸を助けてあげながら、毒が抜けて筋力が戻ってくるまで時間をかけて待つことが主なものになります。数週間、数ヶ月という長い治療が必要になります。ボツリヌス症、恐ろしいですね。テロリストがばらまいて、テロに悪用する可能性も高いと心配もされています。

ハチミツの中にはしばしばボツリヌス菌がいます。ボツリヌス菌は空気があると生きていけない「嫌気性菌《けんきせいきん》」という種類の菌でして、密封されたハチミツの瓶の中で元気に生きているのです。おまけにこの菌は加熱に強いので熱湯消毒などは効きません。

ただし、大人の場合はハチミツの中のボツリヌス菌程度であればボツリヌス症は発症しません。問題は小さな子供でして、1歳未満の幼児はとくにボツリヌス症になりやすいです。ですから、絶対にこうした小さい子にはハチミツは舐めさせてはいけません！　消費者庁もホームページで警告していますね（http://www.caa.go.jp/policies/policy/consumer_safety/food_safety/food_safety_portal/topics/topics_001/）。

ハチミツ、オーガニック、健康にいい、だから、赤ちゃんにも良いのでは？　なんて安易なイメージと、安直なロジックだけで小さな子供にハチミツを与えてしまうと、命にかかわる大問題になりかねません。要注意ですよー。

健康情報はイメージでとらえてはいけません。あと、オーガニックとか有機栽培とか耳に心地よいキーワードに飛びつかないことも大事です。

凍らせて、確実予防、アニサキス

皆さん、お刺身、好きですか？　ぼくは大好きですー。お寿司、好きですか？　ぼくは大好きです！　たまには回らないお寿司も食べたいなー。でも、娘たちは回るほうが好きなんだよねー。

さて、お寿司やお刺身のような生食品を食べるときは、やはり感染症のリスクがついて回ります。海産物で気をつけねばならないのはビブリオと呼ばれる細菌の一群です。コレラ菌もビブリオの一種です。世界のあちこちで流行していますし、ときどき日本でも発生しています（http://www.city.yokohama.lg.jp/kenko/eiken/idsc/disease/cholera1.html）。近年ではほとんどが海外からの輸入例ですが、先日、神戸市では海外渡航のないコレラ患者が発生しました（現在、論文準備中）。国内にもコレラ菌が紛れ込むことがあるのです。輸入食品とか、船のバラスト水の中とかに紛れ込んでいることもあるようです（Cohen NJ, Slaten DD, Marano N, Tappero JW, Wellman M, Albert RJ, et al. Preventing Maritime Transfer of Toxigenic Vibrio cholerae. Emerg Infect Dis. 2012 Oct;18(10):1680?2.）。

あと、寿司・刺身系で気をつけなければならないのは寄生虫感染ですね。例えば、鮭（つまり、サーモン）の生食では日本海裂頭条虫のような条虫感染症、いわゆる「サナダムシ」の感染が起きることがあります。

ただし、条虫は人間にはあまり悪さをしないんです。

寄生虫は「寄生」という名が象徴するように、人間と長く共生できるものが多いのです。ビブリオだと急性下痢を起こして、人間はのたうち回って苦しみます。下痢は、病原体を体外に排出するための人間の防御機構ととらえてもよいでしょう。体からビブリオを出し尽くしてしまえば、病気はおしまいです。一方、条虫は人間の腸の中で何メートルの長さにまで成長してじっと何年も過ごしますが、腹痛とか下痢とか、そういう病気はほとんど起こしません。広節裂頭条虫という条虫が貧血の原因になることはありますが、日本の条虫であれば、まあ、まずは大丈夫です。ただ、サナダムシの破片（片節《へんせつ》といいます）がお尻から出てきて、気持ち悪いだけです。条虫感染症患者のほとんどは、「おしりから虫が出てきた」といってぼくの外来にやってきます。痛みも下痢もないのですが、やっぱ虫がでてくるのは気持ち悪いですよね。駆虫薬で治療します。

ところで、グルメ漫画の代表格といえば「美味《おい》しんぼ」（雁屋《かりや》哲《てつ》原作、花咲《はなさき》アキラ画）にとどめを刺すと思います。主人公の山岡士郎と父親の海原雄山が、どっちが美味しい食べ物を出すかを競うグルメ・バトル漫画です（ちょっと説明は盛っています）。

あるとき海原雄山が、山岡の出した鮭料理に激怒するんですね。まあ、海原雄山はいつもたいてい激怒している怒りっぽい人なのですが。海原雄山は、生の鮭には寄生虫がいる可能性がある。そんなものを出すお前はけしからん！　というわけです。

ま、漫画の演出に、いちいち重箱の隅をつつくのは専門家としてはタチが悪いのかもしれません。が、先に述べたように条虫症なんて人間の健康にさしたる被害は及ぼさないのです。それよりも、海原雄山も山岡士郎も生卵は好んで食べていますが、生卵はサルモネラ菌感染のリスクがあり、こっちのほうが病気としては怖いです。実際、山岡は一度、漫画の中でサルモネラ症になりました。

「美味しんぼ」は終盤で福島原発事故の放射線リスクも扱っていますが、これも医学的にはけっこう間違っています。福島県内の人が住んでいる地域や福島産の食品には放射線の健康リスクはほとんどないことが分かっています。これはぼくの元同僚の坪倉正治先生たちが明らかにしました（Tsubokura M, Gilmour S, Takahashi K, Oikawa T, Kanazawa Y. Internal Radiation Exposure After the Fukushima Nuclear Power Plant Disaster. JAMA. 2012 Aug

15;308(7):669?70.)。

「美味しんぼ」は傑作漫画でぼくも大好きですが、こと医学や健康を吟味する「資料」として使うのは間違っています。漫画はあくまでも漫画。エンターテインメントと割り切るべきで、内容を盲信するのは危険です。

条虫よりももっと怖い寄生虫もあります。それがアニサキスです。これはサバとかイカなどに寄生していて、胃や腸に入り込むと激烈な！　腹痛が起きます。ずいぶんと力の入った文章だな、と思うかもしれません。そりゃ、そうですよ。ぼくも昔、アジの刺身を食べてこいつにやられて七転八倒したことがありますから。

アニサキスは目で見れば分かるから、丁寧な料亭や寿司屋なら大丈夫、などという話もありますが、確実な方法とは言えません。日本では年間何千件もアニサキス症が起きていることが医療のデータベースから分かっていますが、そのほとんどは食品衛生法による食中毒として報告されていません。ですから、寿司屋も料亭も「自分のところで発生したアニサキス症に気づいていない」こともあるのです。

では、アニサキスは予防できないかというと、そんなことはありません。冷凍したら寄生虫はみんな死んでしまうんです。よって、冷凍してから解凍して寿司や刺身を食べればいいのです。

しかし、そんなことをしたらネタの味覚が落ちてしまう！　そういう意見もあって、この冷凍方法はなかなか採用されません。

そこで、ぼくたちは冷凍してから解凍させた寿司ネタと、冷凍しない寿司ネタを比較しました。神戸大学の医学生さんたちなどに（同意を得た上で）両者を食べてもらいます。ただし、どっちが冷凍寿司かどうかは教えません（これを盲検法といいます）。何度も実験を繰り返した結果、冷凍の寿司もそうでない寿司も味は差がない、ということが分かりました（Iwata K, Fukuchi T, Yoshimura K. Is the quality of sushi ruined by freezing raw fish and squid? A randomized double-blind trial with sensory evaluation using discrimination testing. Clin Infect Dis. 2015 May;60(9):e43-48.）。ま、「俺の繊細な舌と、神戸大の医学生を一緒にすんな」というグルメの方もおいでかもしれませんけど。

アメリカやヨーロッパでは、レストランで生魚を出すときは、冷凍してから用いることが規則化されています。向こうの寿司屋や日本料理店もとても質が向上しており、まあとても美味しいですから、冷凍したからといってとたんに味がダメになることはないように思います。というか、日本だってマグロのような遠洋漁業による魚は凍らせてますし、ルイベのようにわざと凍らせる料理だってあります。このルイベはアイヌの人たちが創った魚を凍らせる料理方法ですが、寄生虫対策だったのかもしれませんね。

ところで、ぼくは生卵を食べないかというと、たまには食べます。卵がけご飯、美味しいですからね。新鮮な卵のほうがサルモネラ菌が増殖していないのでより安全です。サルモネラ菌のワクチンを使っている卵もあり、こちらはより安全ですが、100％ではありません。いくら卵がけご飯が美味しいからといって毎日食べるのは危険だと思いますね。拙著『食べ物のことはからだに聞け！』（ちくま新書）でも書きましたが、基本的に「規則正しい食事」は体に悪いのです。

お金と同じでリスクは分散させるのが定石。生卵はわりと安全ですが、たまに危ない。生魚も同様です。

「規則正しい食事」は体によくない。「選択と集中」は下の下策です。ときどき寿司、ときどき卵がけご飯を食べて、楽しくてリスクの小さな食生活をおくりましょう。

寄生虫、腹からでると、かわいそう？

2017年、北朝鮮の兵士が韓国に亡命しましたが、負傷。手術のときに体内から寄生虫が見つかった、と報じられました（朴承珉 体内から27センチの巨大寄生虫「脱北兵士」が伝える北朝鮮の現実 [Internet]. 文春オンライン。[cited 2018 Aug 22]. Available from: http://bunshun.jp/articles/-/5046）。

この記事によると「驚くべきことに兵士の体内からは、最大27センチの寄生虫が50匹以上も摘出された」とあり、現地記者のコメントとして「薬も十分でないため、韓国の医師が訪朝した際の調査によると、北朝鮮国民の約95％が寄生虫に蝕《むしば》まれています。従来、JSAに配置される北朝鮮の兵士はエリート層で、栄養状態も一般の兵士よりもいとされてきた。ところが今回亡命してきた兵士のお腹の中にはトウモロコシが少しだけ。それだけ北における飢餓が深刻なことをうかがわせます」と紹介していました。

ぼくは北朝鮮の専門家ではないので、彼《か》の国の兵士の飢餓状況がどのようなものかは分かりません。が、分かることもあります。

寄生虫と飢餓はまったく無関係だ、ということです。

長さが20－30センチの寄生虫が何十匹も体内にいた、という記載から推測するに、この寄生虫は「回虫」だと思います。回虫は日本にはもうほとんどいなくなった寄生虫でして、その名の通り断面が「まるい」のが特徴です。英語ではroundwormといいます。そのまんま「まるい虫」という意味です。

ちなみに、前項で紹介した条虫は英語でtapewormといいます。まんま、「テープのような虫」という意味です。日本で「サナダムシ」というのは、この虫が真田家の真田紐《ひも》に似ているからです。名古屋の人には申し訳ありませんが、きしめんみたいに平たい虫なのです。

あと、条虫は長い長い虫の欠片《かけら》がおしりから出てくることがありますが、回虫の場合はそういうことはありません。ほとんどの場合出てくるのは虫の卵ですが、肉眼では見えないのでそうとは気づきません。で、人糞《じんぷん》にまじった虫卵が孵《かえ》り、人糞を肥やしにした畑などで作った野菜を食べて回虫は人に感染します。

言い方を変えるならば、北朝鮮の畑は今でも人糞を肥やしに使っていて、回虫感染の機会が多いのです。

でも、それは飢餓とはまったく無関係でしょ。

人糞を肥やしとか、なんて前時代的な、と都会ぐらしのあなたは思うかもしれません。でも、日本でもこういう農業は最近までわりと普通でした。

ぼくは島根県の出身ですが、実家の家庭菜園はうちのボットン便所の人糞を肥やしにしていました。思春期のええカッコしたい時期に、肥やしを担いで畑にかけるのは「カッコワルー」と思ってましたが、今から考えると貴重な経験をしていたと思います。

ま、言葉を換えれば化学肥料を使わない、オーガニックな農業をしていたのですから。

そもそも、日本は下水道整備の遅れた国でした。フランスのパリなどで下水道が整備されたのは14世紀のことです。18世紀が舞台のヴィクトル・ユーゴーの「レ・ミゼラブル」とかに下水道を逃げるシーンが出てきますよね。日本初の近代下水道、「神田下水」ができたのが1884年、最初の下水処理場ができたのが1923年、下水道法ができたのが戦後の1958年でしたが、全国の下水道普及率が3割を超えたのがなんと1980年のことです。島根のぼくの実家がボットン便所だったのもむべなるかな、ですよ。

日本下水道協会によると、現在、日本で下水道を利用できるのは3人に約2人だそうです。アメリカのようなでかい国でも4人に3人、イギリスだとほぼすべての人が下水道を使っています。日本の下水道普及が進んだのはここ30年ほどのこと。平成こそが日本下水道発展期といえるのであり、昭和の日本では下水道は全然普及していなかったのです（http://www.jswa.jp/suisuiland/3-3.html）。

というわけで、北朝鮮のような貧しい国で人糞を肥やしに使うのは非常に合理的、かつ必然的なことであり、よって回虫症が蔓延《まんえん》していたのも少しも驚きではありません。そして、回虫症は重症化することもありますが、多くの方は（条虫のように）無症状で元気なのです。別に寄生虫がお腹にいても、悲惨な状況でも惨めな状況でもありません。

日本でも第二次世界大戦後のころは国民の80％以上が回虫に感染していました。現在でも世界で約14億人が回虫に感染しています（南山堂『図説人体寄生虫学』より）。

現在の日本では回虫感染はほとんどなくなりました。前述のように日本の下水道整備は遅れた（遅れている）ので、下水道が回虫感染を減らしたのではありません。人糞ではなく、化学肥料を使い、農薬を使い、そういう農耕スタイルの変化が感染経路を遮断したのです。

しかし、化学肥料や農薬をバンバン使う農業のほうが素晴らしいかというと、必ずしもそうとは言い切れませんよね。

さて、日本でも最近は無農薬農業が流行しています。

確かに、農薬や化学肥料を使わない農業は健康に寄与するかもしれないし、野菜も美味しいでしょう。が、寄生虫感染のような他のリスクはでてきてしまいます。

リスクの問題は、たいていはトレードオフの問題でして、あちらの問題を解くと別の問題が生じてしまうのです。あと、やってみれば分かりますが、無農薬農業はとてもとても大変です。雑草を抜いたり、虫を取ったり。高齢化が進み、後継者不足が深刻な日本の農業で、さらにつらい作業を増やす無農薬農業を消費者のエゴで無理強いするのも、また別のリスクを生みます。

国民皆保険で世界一アクセスがよい、と言われる日本の医療で医療従事者が過労死レベルまで酷使されているのと、よく似た構造がそこにはないでしょうか。

どこまでの、生なら許す？　我が食事

前述のように、生魚の寄生虫感染リスクは冷凍によって回避できます。しかし、ビブ

リオのような細菌感染は冷凍では回避できません。感染リスクをゼロにしたければ、やはり火を通すのが大事です。

同様に、肉類も火を通さないと感染リスクが生じます。生ハムは乾燥していて、感染症は大丈夫かな、という印象がありますが、実はリステリアという細菌感染症のリスクがあることが分かっています（https://www.mhlw.go.jp/stf/seisakunitsuite/bunya/0000055260.html）。

他にも非加熱のナチュラルチーズ、スモークサーモン、コールスローサラダ、メロンなどからの感染例もあります。うー、生ハム・メロン、美味しいのにねー。

もっとも、リステリアは弱い菌なので、健康な成人ならほとんど気にする必要はありません。特にリスクが高いのは、小さいお子さん、妊婦、高齢者、そして各種の免疫抑制者たちです。こういう人たちは生ハムは回避したほうがいいです。うちの奥さんも妊娠中は生ハムは我慢していました。

生肉だと、他にもE型肝炎のような肝炎ウイルスもありますし、筋肉内に寄生している寄生虫もいます。鶏肉とかだとカンピロバクターという細菌のリスクがありますし、牛肉ならサルモネラ（卵もでしたね！）のリスクがあります。感染リスクを回避したければ、やはり火を通したほうがよいです。それも、しっかり火を通したほうが良い。

あと、なんといってもリスクになるのが、腸管出血性大腸菌です。なにそれ？と思った方も、Ｏ１５７といえば、「ああ、あれか」とお分かりいただけるのではないでしょうか。

Ｏ１５７は厳密にはＯ１５７Ｈ７といいますが、腸管出血性大腸菌の一種でして、他の腸管出血性大腸菌もいるのです。腸管出血性大腸菌……名前が長いので、普通は略してＥＨＥＣ（イヘック）と呼びます。英語の enterohemorrhagic Ecsherichia coli の頭文字をとった略語です。entero は腸、hemorrhagic は出血、E. coli は大腸菌ですから、まんまですね。

ＥＨＥＣはその名の通り出血性の腸炎を起こすのが特徴ですが、さらに腎臓を痛めたり、赤血球を壊してしまう溶血性尿毒症症候群という怖い病気の原因になるのが問題です。これも名前が長いのでＨＵＳ（えいちゆーえす）と略します。Hemolytic uremic syndrome の略で、hemolytic は赤血球が溶ける（溶血）、uremic は尿毒症……腎臓が壊れてしまう……syndrome は病気、って意味です。厳密な定義から言うとちょっと嘘《うそ》が入っていますが、だいたい正しい説明です。分かりやすくて、まあまあ正確なら良いんですよ、まじで。チマタの健康本や健康雑誌、テレビの健康番組の多くは些末なデータは正しいですが、根本的な結論のところで結構間違ってますから、まじで。

とまあ、こんなところでチョイチョイ毒を吐いているぼくですが、EHECが病気を起こすのも「ベロ毒素」という毒によります。ボツリヌスや（食中毒のときの）黄色ブドウ球菌もそうでしたけど、いろんな毒があるんですねー。毒を吐くのはイワタだけではないのだ。

2011年にEHECの複数感染が起きました。O111というタイプのEHECで、焼肉店で出された生肉（ユッケ）を原因とする感染でした（https://www.niid.go.jp/niid/ja/chumoku/944-from2012/2013.html）。これを受けて厚生労働省は牛の生レバー、すなわちレバ刺しの提供を禁じることになります。

ん？　ちょっと、待って？　なんか、話おかしくない？

考えてみてください。2011年に感染を起こしたのはユッケ、牛の生肉です。で、禁止になったのはレバー、肝臓です。確かに牛の肝臓はしばしばEHECで汚染されていますが、「それ」と「これ」とは話が違います。なんか、八つ当たりな感じがしませんか？　ちなみに生肉の提供は現在でも条件を満たせばOKです。

白状すると、ぼくはレバ刺し大好きなんです。お店で食べられなくなるのはとても残念でした。これも白状すると、昔、ぼくはレバ刺しで食中毒になったこともあります。このときはＥＨＥＣではなく、カンピロバクターでした。ちょうど、内科専門医試験を受験するときでして、お腹を下したぼくは必死になって答案を書き、だれよりも早く会場を立ち去ったものでした。「さすが、岩田先生、早いなあ」と感心した人がいたそうですが、単にのっぴきならない事情があっただけなんですなー。

レバ刺し。美味しいけれど、危ない。感染症のリスクと、食の快楽というのは常にトレード・オフの関係にあります。もちろん、リスクがとてつもなく大きいときは禁止すべきなのでしょうが、リスクがまあまあなときは、敢えて快楽を優先するときもあるんじゃないかと思います。もちろん、レバ刺し毎日とかは論外ですが、体調の良いときに年にいっぺんくらいは食べても良いんじゃないか。

実は、この問題とても興味があります。腸管出血性大腸菌感染症は届け出感染症なので、発症数は完全に把握され、公表されています。これをグラフ化してみました。だいたい食中毒は夏に多いので季節性があるのが分かります。けれど、例えばＨＵＳの発生数はレバ刺しが禁止された２０１２年以降も減っていないように見えます。症状のある、あるいは症状のないＥＨＥＣ感染も同様でした。

実は、ＥＨＥＣは本当にいろんな食べ物から感染するのです。生野菜、果物、小麦粉から感染する事例も報告されています（Crowe SJ, Botticho L, Shade LN, Whitney BM, Corral N, Melius B, et al. Shiga Toxin? Producing E. coli Infections Associated with Flour [Internet]. http://dx.doi.org/10.1056/NEJMoa1615910. 2017 [cited 2018 Aug 23]. Available from: https://www.nejm.org/doi/10.1056/NEJMoa1615910）。

あと、原因がわからないこともよくあります。２０１７年の前橋市などで起きたＥＨＥＣアウトブレイクは結局、原因となる食品がわからないままでした。

このときは複数の惣菜《そうざい》チェーンで同じ遺伝子型のＯ１５７が見つかったのですが、なぜか前橋市保健所は店の中のトングの使い回しとかを批判していました。異なる店で同じ菌が問題を起こしているときは、その「上流」に原因があります。「下流」のトングとかを調べるのはナンセンスなんです。このことは別の場所でまとめましたから、興味のある方は御覧ください（https://medical-tribune.co.jp/rensai/2017/1201511775/）。

さて、ＥＨＥＣはこのように様々な食物を介して感染します。つまり、生肉とか生レバーとかは、「原因のひとつ」に過ぎないのです。原因のひとつに過ぎないものをアド・ホック（場当たり的に）禁止したところで、ＥＨＥＣ感染やＨＵＳが減るわけではありません（実際、減らなかったでしょ）。結果を出さない方策は、「ちゃんと仕事してますよ」という行政のアリバイ作りに過ぎないのではないでしょうか。うわー、俺も毒出しまくりだな。

本気の本気でＥＨＥＣ感染をゼロにしたければ、生野菜禁止、生果物禁止（ジャム？）、生の食べ物全部禁止、にしなければなりません。でも、そんな食生活、なんか嫌じゃないですか？

繰り返します。食の安全は、食の快楽とのトレード・オフです。リスクをゼロにしてしまうと、貧弱な食事しか食べられなくなります。リスクを無視しろ、ではありませんが、リスクと上手につきあって、「理性的にリスクを冒す」態度が成熟した大人の態度だとぼくは思います。

これは食に限らず、スポーツや海外旅行、車の運転など、生活のいろいろなところに応用できる考え方です。健康リスクを回避したいなら、激しいスポーツは禁止、海外旅行も禁止、運転も禁止にすべきです。サッカーやラグビーは怪我のリスクがあり、海外旅行はテロや戦争や事故や犯罪やアレヤコレヤのリスクがあり、運転は交通事故のリスクを伴います。

でも、極端なリスク回避は、生活をつまらなくするのです。

離乳食、意外に禁忌、ありません

出産、子育て系の非科学的な「トンデモ」はとても多いです。ご本人たちも「トンデモ」とは思わず、本気の本気でデタラメを振りまいていることが多い。そしてそれを読んだ方がやはりアタマから信じ込んで、さらにデマが広がっていく。

SNSが進歩した現代において、デマの広がりは凄《すさ》まじく、しかも間違った情報のほうが広がりやすい。「嘘のほうが真実よりも広がりやすい」は研究でも確認されています（Vosoughi S, Roy D, Aral S. The spread of true and false news online. Science. 2018 Mar 9;359(6380):1146?51.）。嘘じゃないよ。

例えば、母乳信仰。

確かに、赤ちゃんにとって母乳は貴重な栄養素です（Dieterich CM, Felice JP, O'Sullivan E, Rasmussen KM. Breastfeeding and Health Outcomes for the Mother-Infant Dyad. Pediatr Clin Nor th Am. 2013 Feb;60(1):31?48.)。ホルモンやタンパク質など貴重な物質がたくさん入っており、また母体の常在菌を赤ちゃんに提供することで腸内細菌を整えてもくれます。腸内細菌は近年注目されています。腸内細菌が乱れるといろいろな病気の原因になることが分かってきたのです（Lynch SV, Pedersen O. The Human Intestinal Microbiome in Health and Disease. New England Journal of Medicine. 2016 Dec;375(24):2369?79.）。あと、母乳育児は母体の健康にも寄与することも分かっています（前掲、Dietrich）。

しかし、世の中には母乳が出ない、出にくいお母さんだっているのです。特定の感染症のあるお母さんは母乳を与えないほうがよい場合もあります。例えば、九州や沖縄で見られるＨＴＬＶ－１という白血病などの原因になるウイルスは母乳から感染しますから、この感染があるお母さんは母乳を子どもに与えないほうが良いです（Gon?alves DU, Proietti FA, Ribas JGR, Ara?jo MG, Pinheiro SR, Guedes AC, et al. Epidemiology, Treatment, and Prevention of Human T-Cell Leukemia Virus Type 1-Associated Diseases. Clinical Microbiology Reviews. 2010 Jul 1;23(3):577?89.）。

母乳には免疫に寄与する物質も入っていますから（免疫グロブリンなど）、子どもは様々な感染症にもかかりにくくなると言われています。例えば、母乳で育てると下痢症が減ると言われています。

とはいえ、その違いはそんなに極端ではありません。例えば、エンテロウイルスという下痢を起こすウイルスの腸炎は、母乳だけで育てた場合とそうでない場合を比較すると1年間で平均0・38回と0・59回で、母乳だけで育てたほうが少ないものでした。とはいえ、そんなに極端な差ではないので、「たいした違いではない」という解釈も成り立ちます（Sadeharju K, Knip M, Virtanen SM, Savilahti E, Tauriainen S, Koskela P, et al. Maternal antibodies in breast milk protect the child from enterovirus infections. Pediatrics. 2007 May;119(5):941?6.)。

その他、「母乳で育てると太らない」とか「アタマが良くなる」という仮説もあり、それを支持するデータもありますが、あまりはっきりしたことは分かっていません。

ぼくは「母乳で育てるとお金もかからないし、健康にも寄与しますよ。でも、出なけりゃ出ないでなんとかなりますから、そうがっかりしなくても大丈夫」と説明しています。母乳が出ないお母さんへの周りのプレッシャーやネガティブな態度のほうがよっぽど健康には悪いです。ネット上には母乳系の怪情報が出回っています。「母乳が出るという気持ちがあれば母乳は出る」とか、デタラメ情報も満載です。困ったものです。

ところで、離乳の時期については「これがいい」という定説がなかったのですが、最近、早期離乳と固形離乳食の開始が子どもの睡眠状態を改善させるという研究が発表されました。このトピックの研究は今後進歩する可能性がありますから、注目です（Perkin MR, Bahnson HT, Logan K, Marrs T, Radulovic S, Craven J, et al. Association of Early Introduction of Solids With Infant Sleep: A Secondary Analysis of a Randomized Clinical Trial. JAMA Pediatr. 2018 Aug 1;172(8):e180739?e180739）。

では、その離乳食、いったい何を食べさせればよいのでしょう。あるいは何を食べさせたらダメなんでしょう。

これも、ネット上ではああしろ、こうしろ、ああするな、こうするなという怪情報が乱れ飛んでいます。

が、実は離乳食には案外制限はないのです。アメリカ小児科学会（ＡＡＰ）のホームページでは、「いろんなものを食べさせよう」とか「家族、親が食べているのを見てると、子どもも食べるようになるよ」とか書いていますが、どんなものを食べろ、とか食べさすな、ということには言及がありません（https://www.aap.org/en-us/advocacy-and-policy/aap-health-initiatives/HALF-Implementation-Guide/Age-Specific-Content/Pages/Infant-Food-

and-Feeding.aspx）。

あと、食べ物アレルギーですが、小さい頃からアレルゲンになりそうな卵とかを与えても、アレルギーがでやすくなることはありません（Wong GWK. Preventing Food Allergy in Infancy — Early Consumption or Avoidance? [Internet]. https://doi.org/10.1056/NEJMe1601412. 2016 [cited 2018 Aug 23]. Available from: https://www.nejm.org/doi/10.1056/NEJMe1601412.url_ver=Z39.88-2003&rfr_id=ori%3Arid%3Acrossref.org&rfr_dat=cr_pub%3D.www.ncbi.nlm.nih.gov）。ここでも意味なく我慢させる必要はないってことです。

もちろん、アレルギーを発症したらしばらくは禁止する必要がありますが。

アレルギーについてもガセネタが多いですね。ちゃんとした資料を使って正しい知識をつけましょう。食べ物のアレルギーについては、日本小児アレルギー学会のガイドラインがとても役に立ちます。そんなに難しくないから、興味がある人はぜひ読んでみましょう（https://www.dental-diamond.jp/conf/nakakohara/allergy_2016/html/index.html）。なお、卵、牛乳、小麦アレルギーについては個人差があるので絶対的ではないものの、6歳くらいまでには治っていることが多いです。

またかいな、風疹騒ぎは、終わらない？

本稿執筆時点の２０１８年8月、日本では関東地方を中心に風疹《ふうしん》が流行しています（Warning of potential Japan rubella epidemic issued as cases spike. Mainichi Daily News [Internet]. 2018 Aug 22 [cited 2018 Aug 23]; Available from: https://mainichi.jp/english/articles/20180822/p2a/00m/0na/022000c）。

あと、麻疹《ましん》の流行も止まりません。麻疹は２０１５年に国内での排除宣言が出されましたが、海外からの輸入により、再び感染が流行しました。２０１８年3月から沖縄県を中心にたくさんの患者が発生しました（WHO | Measles ? Japan [Internet]. WHO. [cited 2018 Aug 23]. Available from: http://www.who.int/csr/don/20-june-2018-measles-japan/en/）。

風疹は別名「三日ばしか」と呼ばれます。英語では「ドイツの麻疹（German measles）」とも呼ばれます。麻疹と風疹は熱がでたり、からだにブツブツがでるといった、割と似たような症状があるのです。どっちかというと風疹のほうが症状が軽いので「三日ばしか」というわけ。

風疹にしても、麻疹にしても熱が出てぶつぶつが出て、しんどい病気なんですが、特別な治療薬はありません。よって、自然に治るまで待つしかありません。で、たいていの人は自然に治ってしまいます。ちょっと年が上の人は、自然に去りゆく災難を「はしかにかかったようなもの」と例えました。はしか、とは麻疹のことです。

では、勝手に治る病気だから看過していてもよいのでしょうか。いや、よくない。反語的表現。

風疹と麻疹には、それぞれ非常に恐ろしい問題がついて回るのです。決して、甘く見てはいけません。

まずは、風疹。これは妊娠した女性が感染したとき起きる、先天性風疹症候群が問題です。

先天性風疹症候群はCRSとも言います。これはcongenital rubella syndromeの略です。congenitalは生まれつきの、という意味。rubellaが風疹。るべら、と読み、「べ」にアクセントがあります。syndromeは前にも出てきた「病気」という意味です（辞書的には「症候群」という訳語を当てますが、まあ「病気」でOKです）。

風疹に妊婦が感染すると新生児の先天異常の原因となります。これをCRSというのです。

例えば白内障や緑内障といった目の病気、脳髄膜炎、難聴、心臓の病気の原因になります。特に妊娠初期は要注意で、妊娠11週までの感染では先天奇形のリスクは90％と非常に高い。先天奇形を起こす最大の感染症が風疹なのです（Bellini WJ, and Icenogle JP. Measles and Rubella Virus. In Versalovic J et al (ed). Manual of Clinical Microbiology 10th ed. 2011. 1372-1387.）。ＣＲＳには治療薬はありません。なってしまえば、一生その異常とつきあっていかねばならないのです。もちろん、心臓の病気は手術できますし、対応方法がゼロってわけではないのですが。

ジャーナリストの岩永直子さんが、妊娠中に風疹にかかって子どもがＣＲＳになった可児佳代さんを取材しています。必読です（先天性風疹症候群で亡くなった娘の宿題 同じ思いをする親子を二度と出さないために [Internet]. BuzzFeed. [cited 2018 Aug 23]. Available from: https://www.buzzfeed.com/jp/naokoiwanaga/hand-in-hand-kanimama-taeko）。

麻疹のほうは、幸い風疹と違って妊婦に感染して先天異常を起こすという問題はありません。

ですが、妊婦がなってもよいかというともちろんそんなことはありません。ぼくは昔、妊婦さんが麻疹になり、熱のために早期陣痛が来て往生したことがあります。

早期出産の子どもは集中治療室（ＮＩＣＵ）でのケアが必要ですが、麻疹に感染しています。周りはみんないわゆる「未熟児」です。小児科の先生や師長さんに、「そんな子どもをＮＩＣＵに入れるなんてとんでもない！」と怒られます。お母さんのほうは産科病棟に入院させたいのですが、やはり同じ理由で「そんなお母さんを産科病棟に入院なんてありえない！」と言われます。かといって内科病棟に入れようとすると「うちは妊婦なんて診れない」と言われます。あー、どうしたらいいのよ！ と大変でした（Ohji G, Satoh H, Satoh H, Mizutani K, Iwata K, Tanaka-Taya K. Congenital measles caused by transplacental infection. Pediatr Infect Dis J. 2009 Feb;28(2):166?7.）。

麻疹の最大の問題は、「空気感染」することです。空気感染とはどういうことかというと、とっても遠くまで空気中を飛んでいって感染するってことです。例えば、エイズの原因になるＨＩＶは空気感染しませんから、隣に感染者がいても「絶対に」感染はしません。けれども、麻疹患者が5メートルとか、10メートル先にいるだけで、そのウイルスは空中を舞ってあなたに感染するのです。風疹も空気中を飛んで感染しますが、その感染飛距離は麻疹ほどではなく、せいぜい数メートルといったところです。

というわけで、麻疹は大量の感染者がでやすいのが問題、風疹は麻疹ほどの感染力はないけど妊婦とCRSが問題ってことです。

いくら麻疹が「基本自然に治る病気」だといっても、たくさんの患者が発生すると、なかには死んでしまう人もでてきます。そう、インフルエンザのときにも説明しましたね。インフルエンザも基本自然に治りますが、何千万という患者が発生すると少なからぬ数の死亡者が出ます。ちょうど、この原稿を書いているときにヨーロッパでは麻疹が流行しています。4万人以上の患者が発生し、数十人が亡くなっています（Kmietowicz Z. Measles: Europe sees record number of cases and 37 deaths so far this year. BMJ. 2018 Aug 20;362:k3596.）。麻疹、侮りがたし、なのです

麻疹や風疹には治療薬がない、と申し上げました。しかし、予防法はあります。それは予防接種、ワクチンです。逆に言えば、ワクチン「だけ」がほぼ唯一の、決定的な麻疹・風疹に対する予防法とも言えます。

２００８年、ぼくが神戸大学に赴任したとき、大学のキャンパスで麻疹が流行しました。

対策会議が開かれたのですが、ぼくは耳を疑いました。

「2007年にも麻疹が流行した。そのときは大学を休校にして対応した。というわけで、今回も休校措置をとりたいのだが」

この発言にぼくは待ってくれ、と言いました。2007年に麻疹が流行し、大学は休校措置をとった。そして翌年も麻疹が流行している。同じ対策をとれば、また来年以降も同じ問題が起きるのではないか。

感染症に限らず、世の中にはいろいろな問題が起きます。それは仕方がありません。しかし、大切なのは問題が起きること「そのもの」や、問題に対応することだけではなく、「前回の反省を踏まえてベターな対策をとること」なのです。一番やってはいけないのは、みんなが納得するための「対策を立てたフリ」です。

というわけで、神戸大学ではそれ以来、入職者・学生の麻疹ワクチン接種か抗体検査を必須にし、その後感染が流行しないようにしたのです。それはそれは、神戸大学すごいですね、と思ってはダメで、諸外国の大学は昔から、このくらいの感染対策はやっています。

昨今、大学はグローバルにしろとかなんとかいろいろ言われてますが、国際化するというのはこういうことをきちっと国際基準に基づいてやることなんですよ。でたー、毒吐きイワタ。

麻疹と風疹のワクチンは、MRワクチンとしてまとめられています。子どものときにこれを2回接種すると、かなりの確度で麻疹と風疹から身を守ることができます。

日本ではこのMRワクチンは定期予防接種に入っています。けれど、この仕組みが定着したのは比較的最近で、大人の中にはワクチンを打っていない人もたくさんいます。また、様々な理由でワクチンをスケジュール通りに打てない人もいます。ですから、繰り返し麻疹と風疹が流行しているのです。

では、どうすればよいのか。

対策は簡単です。なにしろワクチン以外に麻疹・風疹から身を守り、流行を防ぐ方法はないのです。これを徹底するしかありません。

そこで、キャッチアップです。

日本では、決められた年齢でないと定期接種としてワクチンが打てません。例えば、MRワクチンだと1歳のときと小学校入学前の2回しか無料のワクチン接種のチャンスがないのです。しかし、アレヤコレヤの事情でワクチン接種のチャンスを逃す人だっています。例えば、風邪で熱が出ていたとか、お母さんが仕事で忙しくて小児科に連れていけなかった、とか。

ぼくが以前診た風疹患者は10代の妊婦でした。暗澹《あんたん》たる気持ちで彼女の診療をしたのですが、やはり子どものときにMRワクチンを打つチャンスを逃していました。

キャッチアップは定期予防接種のスケジュールの外であっても必要な人に無料でワクチンを提供する制度です。例えば、アメリカの疾病対策予防センターCDCはちゃんとキャッチアップに特化した情報提供をしています（https://www.cdc.gov/vaccines/schedules/hcp/imz/catchup.html）。アメリカではいつだって予防接種を無料で受けられるのです。移民が多いアメリカではスケジュールを逃してしまう人も多いわけで。

予防接種制度は、頭の回転の速い、けれども本当の意味では頭の悪い官僚たちが、ちょこざいな小知恵を使って面倒くさくスケジュリングをしています。でも、これこそが机上の空論です。世の中も人々も、霞が関の官僚が部屋の中で考えるようには振る舞ってはくれないのです。でたー、毒吐きイワタ×2。

厚労省も麻疹・風疹対策をしたがっています。例えば、厚労省は永井豪の『マジンガーZ』を使った麻疹のポスターを出したりして、悪しき官僚っぽさを脱却しようとしました。多くの人は「厚労省、なかなかやるじゃないか」と褒めたのですが、ぼくはむしろがっかりしました。というのは、「ワクチン接種を検討してください」と書いてあるだけで、「接種すべきです」とはしていなかったからです（http://www.mhlw.go.jp/seisakunitsuite/bunya/kenkou/iryou/kenkou/kekkaku-kansenshou/measles/dl/poster_z.pdf）。「検討」なんていかにもお役所的じゃないですか。

アメリカのＣＤＣは例えば麻疹の免疫がはっきりしない人には麻疹ワクチンが必要（need）だ、とか「ワクチン接種を受けるべき（should）」と強く勧めています（https://www.cdc.gov/vaccines/vpd/mmr/public/index.html）。そこには、断固として麻疹をなくすぞ、増やさないぞ、というプロの決意が感じられます。

２０１３年にやはり風疹が流行したとき、ぼくは『もやしもん』で有名な漫画家の石川雅之さんと一緒に風疹ワクチン打ちましょう、の啓発活動をしました（http://nlab.itmedia.co.jp/nl/articles/1305/15/news152.html）。で、このときも「やっぱ、必要なのはキャッチアップだよね！」と意見していたのですが、未だ進歩なし。

同じ話を何度もさせんなよなー。毒吐き×３。

ホンマです？　MRSA腸炎は

１９８０年代から90年代にかけて、「ＭＲＳＡ」という名前の菌が注目を集めました。「エムアールエスエー」という工夫もなんにもない読み方をします。以前は日本でも海外でも「マーサ」と呼んでいる人がいましたが、最近は流行らなくなったなあ。

定着する言葉と定着しない言葉。特になにかの論理式や科学的な根拠があるわけではありません。みんなが使う言葉は残る、みんなが使わない言葉は残らない。みんなが使いすぎた言葉は「陳腐な言葉＝クリシェ」となって、やはり廃れて残らない。

「萌《も》えー」って昔流行ってみんなが使ってましたが、ぼくはこの言葉好かんかったです。それは「萌える」という言葉の本来の美しさが安売りされてるみたいでヤダったからなのですが、幸か不幸かこの「萌えー」の使い方はあまりにみんなが使いまわしたせいか、あっという間に流行らなくなってしまいました。

ネット用語、ＳＮＳで流行する言葉もすぐに廃れてしまうものが多いので、ぼくは最初から使っていません。打ち上げ花火のように華々しく登場してはあっという間に消えていく流行語の数々も同様。そもそもぼくはテレビをほとんど見ないので、流行にはまったくついていけないし、ついていく気もない。これは外国で生活しているときに学んだタイムマネジメントの方法です。流行りのものについていく行為そのものが「時間の無駄」なのです。

おっと、話がずれすぎた。ＭＲＳＡ、ＭＲＳＡ。

ＭＲＳＡは「メチシリン耐性黄色ブドウ球菌」の略です。英語では、*methicillin resistant Staphylococcus aureus* というため、その頭文字をとって、ＭＲＳＡというわけ。「耐性」というのは薬剤耐性菌のことで、メチシリンという抗生物質は効きませんよ。そういう黄色ブドウ球菌のことです。黄色ブドウ球菌という菌の話は「食中毒」のところでしましたね。

実は、黄色ブドウ球菌は食中毒だけを起こすわけではありません。手や足の炎症、蜂《ほう》窩織炎《かしきえん》、骨の感染症、骨髄炎、菌血症という血液の感染、心内膜炎という心臓の感染、その他様々な感染症を起こすことで知られています。人間に病気を起こす細菌の中でも一番インパクトが大きい、西の横綱的な存在です。なに？　東の横綱は何かって？　うーん、それは考えていなかった、すみません、すぐに思いつきで例え話をしちゃうんです。

で、そのようにいろんな病気を起こす黄色ブドウ球菌がメチシリンという抗生物質に耐性ができました、というのがＭＲＳＡの名前の由来です。

でも、この名前はちょっと誤解を招くものです。というのは、古典的なＭＲＳＡはメチシリンだけでなく、他のいろいろな抗生物質にも耐性を起こしているからです。だから正確には「他の色々な抗生物質に耐性をもつ黄色ブドウ球菌」と呼ぶべきなのですが、やっぱ、ネーミング的にはイマイチですね。科学的には不正確でも、定着してしまった名前は残る。よって、現在でもＭＲＳＡと呼んでいるわけ。

ＭＲＳＡの歴史は古く、ペニシリンが量産化された１９４０年代には早くも出現していたそうです（History, Methicillin-Resistant Staphylococcus aureus, Antimicrobial Resistance | NIH: National Institute of Allergy and Infectious Diseases [Internet]. [cited 2018 Aug 27]. Available from: https://www.niaid.nih.gov/research/mrsa-antimicrobial-resistance-history auser MJ, Baier H. Interactions of isoniazid with foods. Drug Intell Clin Pharm. 1982 Aug;16(7-8):617–8.）。しかし、臨床的にはあまり問題になりませんでした。

問題になりだしたのは、１９８０年代くらいからです。病院の中でＭＲＳＡが増え、これが感染症を起こすようになったのです。前述のようにＭＲＳＡはいろんな抗生物質に耐性があります。特に１９８０年代には、日本に存在する抗生物質は概《おおむ》ねＭＲＳＡに効果がありませんでした。病院内でＭＲＳＡ感染症が起きると、治療が失敗して亡くなってしまう方が増えたのです。

夫がそのような感染症で亡くなったために富家恵海子さんという方が『院内感染』という本を書き（１９９０年、河出書房新社）、これがベストセラーになって一般の方にも「院内感染」という言葉は定着しました。

で、この時期に日本の病院では奇妙な現象が起きていました。

それが、「ＭＲＳＡ腸炎」。

これはどういうものかというと、主に外科病棟の患者さんが、術後に下痢をするのです。そして、便の培養検査をするとＭＲＳＡが見つかるんですね。で、ＭＲＳＡに効果のあるバンコマイシンという薬を飲ませます。

バンコマイシンはとても大きな抗生物質で、腸からまったく吸収されません。「だいたいウンコな」フロモックスやメイアクトよりも吸収されない（笑）。※後述（Ｐ１０４）

ただし、口から飲むバンコマイシンは腸の中の菌を殺すために出されるので、別に吸収されなくてもよいのです。その代わり、例えば手とか足とか心臓の感染症にはまったく効果がありません。吸収されませんから。

おさらいですが、口から飲む抗生物質が体のあちこちの感染症に効くためには、感染部位に届く必要があります。つまり、腸から吸収されねばならないのです。

さて、下痢便からMRSAが検出される。腸にいるMRSAを殺すためにバンコマイシンの経口薬が処方されます。これを飲んだ患者さんの下痢が止まる。そして、患者が元気になる……。

これがMRSA腸炎だ、というわけで、当時の日本ではあちこちからMRSA腸炎に関する様々な論文が発表されました。

が、しかし。

イワタは不思議だったのです。なぜ、日本で「だけ」MRSA腸炎は流行するのか。世界のほかのどの国でもMRSA腸炎などという現象は起きていません。MRSAという菌は世界中のあちこちの国にいるのに、です。

他の国ではMRSAは腸炎を起こさないのに、日本でだけ腸炎が起きる。不思議だなあ、というわけです。

このように、日本で普通に起きている、と信じられていることも、海外との比較をすれば、それが妥当なのか、不思議なことなのかが判断できます。

ぼくがこの原稿を書いているとき、東京医科大学が入試の不正をやっていたことが報じられて大問題になっています。文部科学省の官僚の息子を「裏口入学」させていたほか、入試の成績がよかった女子をわざと落として、成績がイマイチだった男子を優先的に入学させていたのです。

後者については、「病院勤務は厳しくて、女性医師は使えない。女子3人でようやく男子1人分だ」「医療は肉体労働、女性には向いていない」「必要悪だ」という意見がでました。

ぼくは、「そんなバカな話があるか」と思いました。なぜなら、世界のあちこちの国では男性医師よりも女性医師のほうが数が多いからです。OECD加盟国でダントツで女性医師率が少ないのが日本です。多くの国では男性よりも女性の医師のほうが多いのです。もし、「女性が医師に向いていない」のであれば、他の国でも女性の医師は数が少ないはずです。

つまり、日本だけ女性が家事や育児を押し付けられ、甘やかされた男性医師が家庭を顧みずに仕事ばかりしている……よって、「男性医師は役に立ち、女性は役に立たない」という誤解が生じていたのです。

こういうことは、外国の事情をちょっと分析してみればすぐに分かることです。「比較」は正当な事実確認の「いろは」です（http://www.oecd.org/gender/data/women-make-up-most-of-the-health-sector-workers-but-they-are-under-represented-in-high-skilled-jobs.htm）。東京医大の「必要悪」説は真っ赤なデタラメにすぎません。

ま、そんなわけで、日本で「MRSA腸炎」問題で大騒ぎになっているとき、ぼくは「なぜ日本だけで？」と疑問に思ったのでした。で、後年になって当時のMRSA腸炎関連の論文をすべて……まじですべて……集めて、分析したのです。システマティック・レビューと呼ばれる研究手法です。2千近い膨大な論文を読みました。まじで！で、分かったのです。おそらく、日本で「流行していた」MRSA腸炎の（少なくとも）大多数は「誤診」だったのだと。

これはCD腸炎です。というのは、クロストリジウム・ディフィシル菌は80年代、90年代当時の培養検査では見つかりにくい、検出が難しい菌なのです。ディフィシルとは「ディフィカルト」、難しい、という意味ですから。

ＣＤ用の特別な検査もありましたが、これも正確性はイマイチでした。21世紀の現在はもっと良い検査がありますから、日本でもＣＤ腸炎はだいぶ正確に診断できるようになりました。けれども、20世紀当時はそれができなかったのです。

思い出してください。ＣＤ腸炎とは腸内の菌が抗生物質によって「無駄に」殺されて起きる腸炎でした。日本の外科医は昔……今もかな……手術の後で抗生物質を「予防用に」出していたのです。現在では、そのような抗生物質の出し方が科学的に正しくないことが分かっていますが、当時は１週間位飲ませていました。で、ＣＤ腸炎とは腸炎が起きるのですが、当然耐性菌のＭＲＳＡも腸の中に残ってしまったのです。ディフィシル菌は「難しい」ので見つからない。ＭＲＳＡは簡単に見つかる。というわけで「ＭＲＳＡ腸炎」と勘違いしたのですね。

もちろん、「非存在証明」は難しい。ＭＲＳＡ腸炎が「存在しない」という証明は困難ですし、稀《まれ》にはそういうこともあったのかもしれません。でも、ＭＲＳＡ腸炎があるにしてもないにしても、そういうことは「珍しい」ことではあったと思います。その証拠に、21世紀の現在、日本でもＭＲＳＡ腸炎はほとんど見られなくなりました。抗生物質の使い方が上手になった、という側面もあるとは思いますが。

この「海外との比較」をちゃんとやるのはとても大事です。日本のデータだけ見ていると勘違いしてしまうことはしょっちゅうです。他の問題にも応用できますから、ぜひ活用してみてくださいね！　ま、海外のデータと比較するためには日本語以外の外国語の勉強が必須なんですけど。特に英語。

ヨーグルト、どんだけ体、よくなるの？

乳酸菌が体にいい、って噂《うわさ》、聞いたことありませんか？

スーパーに行くと、乳酸菌パワー、乳酸菌ドリンク、いろいろな「乳酸菌」商品を見ることができます。乳酸菌、なるほど体に良さそうだ！

なんて、本書の読者は思っちゃダメです。

最初にチェックすべきは、そもそも、乳酸菌とはなにか？

実は、乳酸菌とは、乳酸を作る菌の総称です。なんじゃそりゃ？　いろんな菌の寄せ集めなのねー。

乳酸菌は、あるところでは人間の活動を邪魔していることが分かっています。例えば、酒造り。酒造りはコメとかぶどうとか、いろんな原料を使ってアルコールを作ること（アルコール発酵）ですが、乳酸菌が乳酸を作ると、そのアルコール発酵のジャマをするのです。

というわけで、乳酸菌が何でもかんでもよいわけではない。ここ、試験に出ますよ（嘘）。

もっとも、たとえばワイン造りにおいては、きつい酸であるリンゴ酸をまろやかな乳酸に変化させてくれるのも乳酸菌です。これがワインを美味しくしてくれる。これはリンゴ酸から乳酸への変化を起こす、ＭＬＦ（malolactic fermentation）という発酵として知られています。リンゴ酸（malic acid）から乳酸（lactic acid）への変化だから、malolactic fermentation。Fermentationとは発酵のことです。ま、ぼくは日本ソムリエ協会認定シニア・ワイン・エキスパートなんです。というわけで、少しうんちく語らせてください！

というわけで、乳酸菌にはラクトバチルスとかロイコノストックとか、いろいろあるんです。乳酸作るんならみんな乳酸菌なので。

その中に腸球菌というのもいます。*Enterococcus faecalis* というのですが、Enteroは腸、coccusは球形の菌のことです。だからそのまんま、腸球菌なのですが、ではfaecalisとはなにか。これは「ウンコ」のことです。腸の中にいて、よって、ウンコの中にいる腸球菌がE. faecalisです。

某メーカーが、乳酸飲料を「フェカリス」という名前で売ってまして、まあぼくはびっくりしましたね。なにしろウンコですから。語源を知ったらさぞたまげるんじゃないでしょうか、消費者の皆様は。

まあ、そんなこんなでいろいろな話題の尽きない乳酸菌ですが、これって本当に体にいいんでしょうか。

その答えはですね。「ビミョー」です。

このような、体に良さげな微生物を業界ではプロバイオティクスと呼んでいます。抗生物質のことを英語でアンチバイオティクス（antibiotics）というのです。アンチ、は反対のこと。アンチの反対、「積極的な促進」を意味するのがプロという接頭辞。で、プロバイオティクス（probiotics）というわけ。体に良い細菌ですよー、という意味でしょうか。

プロバイオティクスについてはたくさんの研究がなされています。で、ある程度の効果も分かっています。例えば、ＣＤと呼ばれる、抗生物質を飲んだあとに起きる腸炎（93ページ参照）の予防にある程度効くことが分かっています。その他、いろいろな腸の病気の症状を抑える効果もあります。それから、女性の膣《ちつ》の感染症を減らすというデータもありますし、湿疹のようなアレルギー反応を抑える効果もあるようです（HPV1. Patient education: Probiotics (The Basics) - UpToDate [Internet]. [cited 2018 Sep 8]. Available from: https://www.uptodate.com/contents/probiotics-the-basics-search=probiotics&source=search_result&selectedTitle=4 ~ 125&usage_type=default&display_rank=4)。

では、というわけで、こういう乳酸菌とか乳酸飲料、乳酸食品、ヨーグルトとかは体に良いのか？

実は、ヨーグルトを食べてより健康になるというデータはほとんど存在しないのです。ですから、「健康になりたい」という目的からヨーグルトを食べるのはとくにオススメしません。美味しいから食べる、という人にはまったくオッケーでして、ヨーグルトは体にわるいものではありませんから。

先程、プロバイオティクスが女性の膣の感染症を減らすと言いました。これをうけて、拡大解釈してヨーグルトを膣に入れるのがいい、という意見もあるそうです。残念ながら、こういうことをしてもより健康になれるというデータもありません。ぼくならオススメしませんね。いろんなことを考える人がいるものです。

さて、日本にはトクホってありますね。トクホは特定保健用食品の略です。で、いわゆるヨーグルト製品もたくさん「トクホ」に入っています。

では、あれは健康に良いのか。まとめているウェブサイトを参考にして検討してみました（HPV1。モデル・レートル。特定保健用食品トクホのヨーグルトの乳酸菌の効果の違いを実際食べて調べてみた [Internet]. 続・今日もやっぱりかえる顔。1496408948 [cited 2018 Sep 8]. Available from: https://www.facefrog.net/entry/yogurt）。

例えば、明治ブルガリアヨーグルトＬＢ81にはラクトバチルスや、Streptococcus thermophilus などが入っています。

ビヒダスプレーンヨーグルト。これはビフィドバクテリウムという菌が使われています。だからビヒダスなんですね。いわゆるビフィズス菌です。

おなかにやさしいヨーグルト。こちらもビフィドバクテリウムの一種、*B. lactis* が入っています。

小岩井生乳１００％ヨーグルト。やはり、*B. lactis* の一種が入っています。

朝食プロバイオティクスヨーグルト *BifiX*。こちらはグリコが出してますが、やはり *B. lactis* です。

ナチュレ恵megumi。こちらはラクトバチルスとビフィドバクテリウムの2種類の菌の構成です。

タカナシヨーグルトおなかへGG!。こちらもラクトバチルス。

プロビオヨーグルトLG21。明治が出してます。やはりラクトバチルスです。これはトクホ認定は受けていないとのこと。

プロビオヨーグルトR-1。こちらもトクホ認定は受けていません。やはりラクトバチルスの一種が使われています。

で、みなさんがお使いになっていそうなヨーグルトを列記してみましたが、要するにこれらのどれも病気が治るとか、より健康になるとか、病気を予防できるなんて効果は証明されていないんです。はい、おしまい。

そもそも、消費者庁が認める「トクホ」とは、

食生活において特定の保健の目的で摂取をする者に対し、その摂取により当該保健の

目的が期待できる旨の表示をする食品

というなんだかよく訳のわからない定義がなされています。期待はされているが、証明はされていないんです。

で、トクホの中にも特定保健用食品（疾病リスク低減表示）という特別枠があります。これは病気を減らしてくれるデータがちゃんとありますよ、なのですが、ではどんな食品にそれがあるかというと、

関与成分の疾病リスク低減効果が医学的・栄養学的に確立されている場合、疾病リスク低減表示を認める特定保健用食品（現在は関与成分としてカルシウム及び葉酸がある）

というわけで、

カルシウムと葉酸だけ——

なんです。

要は、トクホだろうが、トクホはとっていないR－1だろうが、健康に本当に役に立つかどうかはまったくわからない、海の物とも山の物ともつかぬ存在に過ぎないんです。こんなものをありがたがって、お金を払って買い続けるなんて愚の骨頂です。もちろん、「美味しい」とか「主観的に気分良くなった。お腹スッキリする」という方には、どうぞどうぞ、お使いください、なのですが。

でも、トクホって一般的にあまり美味しくないでしょ。トクホのコーラよりも、普通のコーラのほうが美味しくありません？　ここだけの話。

じゃ、本当に意味あんの？　という議論に結局戻ってくるのです。

第三章

抗生剤は有効か？
免疫力は
どう上げる？

ホンマです？　だいたいウンコな抗生剤

抗生剤にもいろんな種類がありますが、とくに日本でよく出されている抗生剤に、

セフェム系抗生物質

というのがあります。セフェムというのは、セファロスポリンという、ペニシリンに形の似たタイプの抗生物質のことです。

セフェム系抗生物質には「世代」があります。１９４０年代に最初に見つかったセフェムの仲間を「第１世代」、その後のものを「第２世代」とグループ分けするのです。現在は「第５世代」のセフェムまであります。歴史が長いんですね。

で、日本でとくによく使われているのが「第３世代」と呼ばれるセフェムです。とくに外来で、飲み薬として出されていることが多いです。フロモックスとか、メイアクトとか、セフゾンとかいう名前の抗生剤が、「第３世代」のセフェムです。

こうした薬は「風邪薬」としてもよく出されていますし、歯医者さんで抜歯をしたあとの「化膿《かのう》止め」としてもよく使われています。皮膚科の外来で皮膚が腫れたときもよく使われていますし、整形外科の外来で手足の痛みや腫れにも使われます。小児科、内科、外科、産婦人科……まあ、いろんなところで出されています。出してない専門領域ってあるのかしらん。

で、ゴーマンかましてよかですか（笑）。こうした3世代セフェムの外来処方の99・9％は間違い、誤用なのです！　ぼくはその名も『99・9％は誤用の抗生物質』（光文社新書）という本でそのことを指摘しました。

まず、風邪については、すでに説明したように抗生物質は効果がなく、逆に副作用のリスクのほうが高いです。よって「風邪をひいたから出す」セフェムは100％誤用です。

また、皮膚とか手足の感染症ですが、こうした感染症に確かに3世代セフェムが効くことはあります。しかし、もっとよい薬はあるのです。

それは、第1世代のセフェム。

えーっ。第1世代って1940年代から続く、古い古い抗生物質なんじゃないのー。

そんな昔の薬、効くわけないやん。そうお考えになる方もいるかもしれません。

でも、実はそうではないのです。

この、「古い薬は、悪い薬。新しい薬は、良い薬」という観念は、患者さんだけのものではありません。多くの医者もそのように信じ込んでいます。

が、これは正しくありません。

まず、3世代セフェムは副作用が問題です。腸の中にある大事な「常在菌」を殺してしまうために、副作用の下痢が問題になるのです。後述のCDI（P109）です。

そもそも皮膚に乗っている細菌なら、1世代のセフェムで十分に殺せるのです。3世代のセフェムは一般に皮膚に乗っている菌には効果が小さい。そして、腸の中にいる菌は殺しやすいのです。だから、CDIが起きてしまう……ちなみに1世代のセフェムは腸の中の菌を殺しにくいのが特徴です。

「よい」抗生物質とは、なんでもかんでも殺す抗生物質のことではありません。狙った病気の原因菌だけ、ピンポイントで殺してくれる抗生物質のことです。第1世代のセフェムは、だからそういう意味では非常に優秀な抗生物質なのです。3世代のセフェムは腸内の貴重な常在菌をも殺してしまう、無駄の多い抗生物質なのです。

さらに、3世代のセフェムには大きな欠点があります。

それは、腸からの吸収性です。

アタリマエのことですが、口から飲む抗生物質は腸から吸収され、血管の中に入って体のあちこちに運ばれます。例えば、肺炎の患者さんだったら、血管を通じて肺に到達し、そこで効果を発揮するのです。

ということは、飲み薬の抗生物質は、腸から吸収されなければ効果を発揮しないのです。吸収なければ、効果なし、です。

で、ですね。3世代のセフェムは消化管からの吸収がとても悪いのが特徴なのです。ほとんど、吸収されません。

だから、最近の若手の感染症の専門家は口から飲む3世代セフェムをさして「DU(ディーユー)」ドラッグと呼んでいます。ドラッグは薬です。では、DUとはなにか？「だいたい、うんこ」なんだそうです。

まあ、ちと下品なジョークですが、わりと的を射ていると思います。

1980年代や90年代にこの3世代セフェムは爆発的に日本で売れるようになりました。

当時は、抗生物質の効果は試験管の中で菌をどれだけ殺すか、で評価していました。実験室の中では、確かに3世代セフェムは菌をたくさん殺してくれます。

でも、実験室・試験管と人間は違います。口から飲んだ薬は、腸から吸収され、感染部位に到達しなければ効きません。昔の日本医学は、試験管のデータをそのまま人間に当てはめていたので失敗したのです。

まあ、昔は知識が十分でなかったので、仕方がないという側面もあります。しかし、現在は違います。現在は腸からの吸収が抗生物質の効果にとても重要なことが分かっています。でも、分かっているのに未だに日本では3世代セフェムがたくさん使われています。日本の医者が不勉強なためです。

残念ながら、医師免許をとったあとにろくに勉強していない医者が日本には多すぎます。でも、医学は進歩します。20年前の医学、30年前の医学は現在では通用しないのです。

医師免許もそろそろ更新制にして、最新医学を学ばない人は医師免許を返上してはいかがでしょう。自動車の運転免許ですら、更新が必要なのですから。

抗生剤飲むと下痢する、それはなぜ？

抗生物質を飲むと下痢をする、という人がいます。こういうのを「抗菌薬関連下痢症」と呼びます。

とくに、よくみるのはＣＤＩです。「しーでぃーあい」と読みます。クロストリジウム・ディフィシル（*Clostridium difficile*）という長い名前の細菌が起こす病気です。

ＣＤＩは抗生物質を飲んだあと起きるのですが、とくに起きやすい抗生物質の名前が決まっています。それは、クリンダマイシンという薬、キノロンというグループの一連の抗生物質、そして「第３世代」と呼ばれるセフェム系の抗生物質です。「第３世代」のセフェム系抗生物質については次項で詳しく説明します。が、とにかくこのような抗生物質を飲むと、腸炎を起こして下痢をすることがあるのです。とりあえず、抗生物質と安易に薬を飲むと、かえって体調を崩してしまうので要注意です。

抗生物質を「置き薬」として薬箱に入れている患者さんがいます。熱が出たり、体調が狂うと、自己判断で抗生物質を飲むのです。

しかし、抗生物質はパワフルなだけに副作用も多いのです。だから、薬局では売っていない。自己判断でこうした薬を安易に飲むのはとても危険です。

残念ながら、医者の中にも患者さんに抗生物質を処方して、「熱が出たらこれを飲んだらいいよ」とアドバイスする人がいます。ひどい話です。

こうした医者は、なぜ抗生物質が薬局で買えないのかを理解していません。また、そもそも抗生物質がなんのために存在するのかもちゃんと理解していないと言わざるをえません。抗生物質は解熱剤ではないので「熱」には効きませんから。熱の原因が細菌であることを突き止められるのは、医者だけなのですから。もっとも、その医者には、無理かな（でた、毒吐き！）。

例えば、途上国に旅行に行くとき、すぐに病院を受診できないような環境でマラリアの治療薬をもっておき、自己判断で飲むなどということがあります。また、脾臓《ひぞう》が悪い人で、非常に感染症に弱い方がいます。こういう方は重症感染症になると病院に着く前に死んでしまうことがあるのです。

こういう極端な例外においてのみ、「置き薬」としての抗生物質は許容されます。逆に言えば、こうした例外以外において「置き薬」としての抗生物質は百害あって一利なし、です。

近年、腸の中にいる常在菌は人間の健康を維持するのにとても大事だということが分かってきました。

常在菌を殺してしまうと、ＣＤＩのみならず、血管の病気、不安神経症のような精神科の病気、がんなどのいろいろな病気が増える可能性が示唆されているのです（Lynch SV, Pedersen O. The Human Intestinal Microbiome in Health and Disease [Internet]. https://doi.org/10.1056/NEJMra1600266. 2016 [cited 2018 Aug 25]. Available from: https://www.nejm.org/doi/10.1056/NEJMra1600266）。

みだりに抗生物質を使い、腸内の常在菌を殺してしまうと、逆に様々な病気で不健康になってしまうのです。

腸内の常在菌だけではありません。女性の膣内にはやはり常在菌がおり、これが病気の原因になる微生物をブロックしてくれています。で、「風邪」とかに抗生物質を出してしまうと、常在菌が殺されてしまい、代わりに不都合な微生物が増えます。

例えば、カンジダ。カンジダは真菌、つまりはカビの一種ですが、抗生物質で膣の常在菌が減ると、膣にカビが生えます。これがカンジダ膣症です。風邪で薬をもらったあとに、下半身が痒《かゆ》くなる女性がいますが、抗生物質によるカンジダ膣症が原因です。

人間の皮膚や腸、様々なところに微生物が棲《す》んでいます。人は微生物と同居しており、そのおかげで健康を維持しているのです。抗生物質は諸刃《もろは》の剣《つるぎ》。たしかに、命を奪うような重症感染症にはとても貴重な治療薬ですが、必要ない状況でみだりに使っていると、逆に不健康になってしまいます。過ぎたるはなお及ばざるが如し。抗生物質の無駄遣いにはご用心、です。

風邪ひきに抗生剤はご法度ぞ

風邪を予防する方法としてよく使われる「手洗い、うがい、マスク」はぱっとしない効果しかないんです。

では、治療のほうは、どうか?

実は治療もパッとした方法がありません(苦笑)。

俗に「風邪薬」として売られている薬は、ほとんどすべて対症療法。熱冷ましとか、頭痛薬とか、咳止めとかがいろいろ混じっている、そういう薬です。

ちなみに、よく「頭痛によく効くなんとか」とか、「生理痛によく効くなんとか」とかテレビで宣伝してるじゃないですか。

あれ、同じ薬（鎮痛薬）が入ってます（笑）。

薬局で売っている痛み止めで、とりわけ頭痛によく効くとか、生理痛に特別効きがよいというものはありません。ここでもイメージ先行なんですねー。

で、薬局で売っている薬はどの会社のどの薬も大同小異なんです。

では、どこでチェックすべきか。それは「成分」。ひとつひとつの成分を見て、どういう薬効があるか確認すればよいのです。

市販薬についてはプラメドという会社が各薬の成分をまとめてくれています。こういうサイトを活用するのも良いでしょう。

http://www.plamedplus.co.jp/news/20170425.html

ちなみに、病院で処方される風邪薬も、中身は薬局で売っている薬とそう変わりはありません。ですから、長く待つのが面倒くさい人はさっさと薬局で風邪薬を買ったほうが便利です。

まあ、日本の場合、優れた医療保険制度があるんですけど、これがある意味裏目になってしまっています。病院で医師の診察を受け、処方箋をもらったほうが同じ薬でも安くなることがあります。だから、病院、混むんですけどね。おっと、こう考えてみると、日本の医療保険制度は本当に優れているのか？　ちょっと考えてみなくてはなりませんね。

よく、外来で処方される「風邪薬」にPL顆粒《かりゅう》があります。

でも、ぼくは出しません。

それは、なぜか。やはり成分の問題です。

PL顆粒には以下の薬が入っています。

サリチルアミド（解熱鎮痛薬）
アセトアミノフェン（解熱鎮痛薬）
メチレンジサリチル酸プロメタジン（抗ヒスタミン薬）
カフェイン（これは、カフェイン）

サリチルアミドは俗に「NSAIDs（エヌセイドと読みます）」と呼ばれる解熱鎮痛薬

です。確かに、解熱鎮痛効果はあるのですが、腎臓や胃に負担が大きいのが問題です。通常の風邪にはちょっと強すぎる薬だと思います。

そして、メチレンジサリチル酸プロメタジン。こちらは、抗ヒスタミン薬といって鼻水、鼻づまり、くしゃみなどに効果があります。

ただし、眠気やふらつきという副作用が起きやすいため、とくに転倒・骨折が危険な高齢者には使いたくありません。車の運転が必要な人にも問題です。また、尿閉といって、おしっこが出なくなってしまう副作用も問題です。

ぼくが風邪に薬を出すときは、できるだけピンポイントに患者さんが一番苦しんでいる症状に対して出します。熱がつらければ、サリチルアミドよりも副作用リスクが低いアセトアミノフェン、鼻水、鼻づまりならば、点鼻薬を使います。鼻につける薬ならめまいやふらつきの副作用を心配する必要はなく、車の運転も安心です。あと、漢方薬で総合的に風邪を治療することもしばしばです。

ときに、薬局では売っていない薬で、病院の外来で出してもらえる薬があります。それは、抗生物質。抗生剤とか抗菌薬とかいろんな呼び方がありますが、あれです。

実は、風邪には抗生物質は効果がありません。風邪は基本的にウイルスの病気でして、抗生物質は細菌に効く薬だからです。ウイルスと細菌は、違うんです。よく、「風邪の原因菌」なんて言い方がありますが、ウイルスは「菌」ではないので、こういう言い方は正しくありません。

基本的に日本のお医者さんは良心的ですから、体調が悪い、しんどい患者さんが受診したらなんとかしてあげたい、と思います。風邪には抗生物質は効かないんだけど、まあ、せっかく受診したのだからお薬ぐらい出さないとね。それに、万が一こじらせて肺炎でも起こされたら、大変だし。こういう「気持ち」から風邪に抗生物質を処方する医者はとても多い。

患者さんのほうも、せっかく仕事を休んで受診したのだから、せめて薬ぐらいだしてくれなきゃね、と「お土産」でももたせるように抗生物質を期待します。そういう患者さんもとても多いのが現実です。

患者さんの3割くらいは「風邪に抗生物質を出してくれるのがいいお医者さん」だと思っているというアンケートがあります（4割が勘違い「抗生物質は風邪に効く」…危険な副作用に注意 [Internet]. FNN.jp プライムオンライン。 [cited 2018 Aug 25]. Available from: https://www.fnn.jp/posts/00351150HDK）。

しかし、このような「気持ち」が結果につながるとは限りません。風邪に抗生物質を使うと、効果がないばかりか、薬の副作用のリスクのほうが大きくなってしまうことが研究でわかっています（Kenealy T, Arroll B. Antibiotics for the common cold and acute purulent rhinitis. Cochrane Database Syst Rev. 2013 Jun 4;(6):CD000247）。よかれと思ってやったことが裏目に出るのです。

アメリカでは、救急外来を受診する患者さんの多くが抗生物質の副作用が原因だったという調査があります。なんと、毎年7万人の子が抗生物質の副作用で救急室を受診しているのです（Antibiotic side-effects in kids lead to nearly 70,000 ER visits in the US each year [Internet]. ScienceDaily. [cited 2018 Aug 25]. Available from: https://www.sciencedaily.com/releases/2018/08/180823092044.htm）。

抗生物質は微生物を殺す、パワフルな薬ですが、その分副作用も大きいのです。もちろん、必要な細菌感染症には出すべきで、感染症から命を守るべきですが、効果がない病気に使うと、裏目に出る可能性のほうが高くなるのです。

医者の良心と、患者の期待感が裏目に出てしまった、風邪と抗生物質を巡る不幸な悪循環。しかし、そろそろこのような医者も患者も得をしない悪い習慣は断ち切るべきです。

遅ればせながら、日本の厚生労働省も風邪には抗生物質を出さないように進めるようになりました。「抗微生物薬適正使用の手引き」が出され、風邪には抗生物質を出さないよう、アルゴリズムで明示しています。

https://www.mhlw.go.jp/stf/houdou/0000179192.html
また、3歳未満の小児については風邪に抗菌薬を「出さない」ことに対して診療報酬の加算が付きます。ようやく、風邪に抗生物質を出さないことに対する経済的な動機づけがついたのです。もちろん、なぜ抗生物質が必要ないのかをきちんと説明する義務が医者にはありますが。

抗生物質を巡る悪循環。もちろん、読者の皆さんのご協力も必要です。みなさんが抗生物質を要求しなければ、医者も処方しなくなるでしょう。悪循環を断ち切るのはいつか？　今でしょ……すみません。

風邪ひかぬ手洗いうがい、効果ある？

冬が近づいてきて、風邪やインフルエンザが流行る季節になると、「マスク、手洗い、うがいをしましょう」というお決まりの文句があちこちから聞かれるようになります。

しかしですね。こういうときは、やはり検証、確認が必要です。

本当に、風邪予防にマスク、手洗い、うがいは効果的なのでしょうか。

風邪やインフルエンザになった人が、くしゃみや咳で病原体を撒《ま》き散らさないためにマスクを着用するのは効果的です。口や鼻から出てくる水しぶきを、マスクがブロックしてくれるからです。

しかし、風邪やインフルエンザにならないために、予防のためにマスクをしても効果はあまり期待できません。

これは、咳などで飛び散った水しぶきはとても小さいので、マスクと鼻の隙間などから入ってきてしまうためです（Cowling BJ, Zhou Y, Ip DKM, Leung GM, Aiello AE. Face masks to prevent transmission of influenza virus: a systematic review. Epidemiology & Infection. 2010 Apr;138(4):449?56.)。

こういう「隙間」を完全にブロックするN95というマスクもあるのですが、あまりピッタリフィットしすぎて呼吸がしんどくなります。そうですね、1時間以上連続して着用するのは難しいです。ぼくも結核の患者さんを診るときとかに、限定的に着用するくらいでして、日常生活で「風邪やインフルエンザの予防に」着用するのは現実的ではないでしょう。

というわけで、マスクは風邪やインフルエンザになった人が、他人に感染させないためには役に立ちます。が、自分が風邪やインフルエンザにかからないためにマスクを着用する効果はないと思ってください。

2009年に神戸市で「新型」と呼ばれるインフルエンザが流行したとき、みんなはパニックになりました。電車に乗ると、乗客全員がマスクをしている。マスクをしていないのはイワタだけ（笑）。みんな、「なんて非常識な人なんだ。インフルエンザになったらどうするんだ？」という目でぼくをじろりと睨《にら》みます。

ぼくだけが、正しい行動を取っていたのですけどねえ（苦笑）。落語の「一眼国《いちがんこく》」にでも入ったような気分でした。

マスクに予防効果はないと言いました。ただし、病原体にさらされやすい病院のスタッフは話が別です。マスクをすることで風邪やインフルエンザになりにくくなることが分かっています（Offeddu V, Yung CF, Low MSF, Tam CC. Effectiveness of Masks and Respirators Against Respiratory Infections in Healthcare Workers: A Systematic Review and Meta-Analysis. Clin Infect Dis. 2017 Nov;65(11):1934?42.）。ですから、ぼくも患者さんを診察するときにはマスクを着用しています。前述のように、結核患者を診察するときには、部屋に入る前にN95を着用します。

次に手洗い。

これについても、実はあまりよいデータはありません。

例えば、小学生に手洗いを励行しても、腸炎のような下痢の病気は防げるかもしれませんが、風邪のような呼吸器の病気は減らすというデータはないのです（Wang Z, Lapinski M, Quilliam E, Jaykus L-A, Fraser A. The effect of hand-hygiene interventions on infectious disease-associated absenteeism in elementary schools: A systematic literature review. Am J Infect Control. 2017 Jun;45(6):682?9.）。

例えば、風邪をひいた人が、咳やくしゃみをするとき手でブロックした場合は、その手をきれいに洗うことには意味があると思います。

しかし、風邪を「ひいていない」人が外出から帰ってきて手を洗っても、風邪とかインフルエンザの予防効果はほとんど期待できません。これは、風邪やインフルエンザの感染が、咳やくしゃみからの「宙を飛んでくる」経路からであることが多いのが関係しているでしょう。手洗いは意味がないですから、そういう経路に対しては。

ウイルスのついた水しぶきが机とか電話の受話器とかにくっついて、これを手で触り、さらにこの手が鼻を触ったりすることで感染することはあると思います。ただ、この場合は机や受話器を触るたびに手を洗わなければならないでしょう。事実、ぼくら医療従事者は病院で、患者さんの部屋で患者さんや周辺のものに触る前と、触ったあとに必ず手を洗います（厳密には、アルコール手指《しゅし》消毒というのをやります。目的は同じです）。あ、もし洗ってない医者や看護師さんを見つけたら、「手指消毒してください」と注意してあげましょう！

ただ、一般の方の手洗いはどうでしょう。外出から帰ってきたときとかに手洗いするとか、トイレで手を洗う、というのが一般的なのではないでしょうか。これだと、少なくとも風邪とかインフルエンザの予防には役に立たないと思います。まあ、ノロウイルスとか下痢の感染症には効果があるかもしれないので、手洗いをするな、とは言いませんが。

ところで、トイレで手を洗うじゃないですか。

あれはですね、純粋に快、不快という観点からは意味があると思いますが、感染予防という点からはほとんど無意味だと思います。自分の尿や便についている微生物に自分の手で触っても、それはぐるぐる同じところを回っているだけなので病気にはなりませんから。

そもそも、腸にいる菌はほとんどが無害な常在菌ですし、多くの場合オシッコには微生物はいません。かりにオシッコに微生物がいたとしても（糖尿病の患者さんとかではしばしばいます）、その菌を飲み込んでも病気にはならないのです。オシッコの菌は自分と共存している常在菌ですから。厳密には、手についた便の微生物が別の人の手などから感染することはありますから、もし病原体をもっている（でも病気になってない）人がいたとしたら、リスクにはなりますけど。

ただ、オチンチンやお尻とかを触った手で他の人と握手したりするのはマナーのうえでよくないですよね。あと、ちょっと手も臭いかもしれない。

というわけで、「快、不快」の観点からはやっぱりトイレに行ったら手を洗ったほうが良いですよ。

あと、ノロウイルスなどの腸炎になったときは、手洗いを徹底的にするのはもちろん、便器なども定期的に消毒したほうがよいです。便器から感染することはしばしばあります。

うーん、風邪とインフルエンザの話をしていたのに、だいぶ脱線したな。話を戻しますね。

最後に、うがいです。

うがいは、日本でとくに強調される健康維持法のような気がします。あまり、外国では見たことないなあ。間違ってたら教えてください。

で、うがいの予防効果ですが、ほとんどありません。ががーん。

厳密に言えば、確かにうがいをすると風邪は予防できます。ただし、徹底的にやらねばなりません。

昔、京都大学の先生たちがやった研究なのですが、健康なボランティアを使った実験で、うがいをするグループよりも、していないグループのほうが風邪をひきやすかったのです（Satomura K, Kitamura T, Kawamura T, Shimbo T, Watanabe M, Kamei M, et al. Prevention of upper respiratory tract infections by gargling: a randomized trial. Am J Prev Med. 2005 Nov;29(4):302?7.）。まあ、ざっくり風邪のリスクは４割くらい減ってくれます。

ただし、このうがいは１回15秒を１日３回といううけっこう厳しいやり方です。もしよかったら、みなさんも15秒間うがい、してみてください。ほら、やってますか、やってますか？　どうですか？　まだ、５秒しかたってませんよー。ね、15秒間のうがいって結構しんどいでしょう？　これを１日３回、毎日ですよ。なかなか遵守できないのではないでしょうか。

あと、イソジンガーグルで有名なうがい薬を使うよりは、普通の水道水のほうが予防効果が高いこともこの研究でわかりました。イソジン（ポビドンヨード）は病原体も殺しますが、喉の粘膜を痛めるので、結局裏目に出てしまうのでしょうね。というわけで、どうせやるなら、うがいは水道水のほうがベターです。なんか、苦いうがい薬のほうが効果があるような気がするじゃないですか。気のせいです。

というわけで、風邪予防によく強調される、マスク、手洗い、うがい。どれもパットしませんねー。

ぼくとしては、むしろ栄養とか休養とかをしっかりとって、仕事のしすぎや勉強のしすぎ、暴飲暴食、寝不足なんかのほうをしっかり直したほうがよいと思いますよ。例えば、適度な運動は風邪の予防に効果があります（Lee HK, Hwang IH, Kim SY, Pyo SY. The Effect of Exercise on Prevention of the Common Cold: A Meta-Analysis of Randomized Controlled Trial Studies. Korean J Fam Med. 2014 May;35(3):119?26.）。あと、足を冷やさないのも大事ですね。ぼくの場合、足を濡らしてほっとくと、ほぼ確実に風邪をひきます。これも実験で確認されています（Johnson C, Eccles R. Acute cooling of the feet and the onset of common cold symptoms. Fam Pract. 2005 Dec 1;22(6):608?13.）。

免疫を上げるとしたらそれはこれ

前項で、「免疫力アップ」させる方法はほとんどない、と申し上げました。

実は、免疫力を上げる方法はあるのです。えー、いきなり手のひら返しかよ！

ま、ただし、「免疫力全部」をアップさせる方法ではなく、特定の個別の感染症に対する免疫力に限定した話です。えー？　難しいよ、なんのこと？

免疫力とは、一種の記憶です。

過去に経験した病原体については強化された免疫力を発揮します。だから、子供のときは風邪をひきやすいのですが、ご高齢になると風邪をひきにくくなります。子供は1年間にだいたい6－10回風邪をひくのですが、高齢者だと年間の風邪にかかる回数は平均で1回以下です（Common Cold Overview [Internet]. WebMD. [cited 2018 Aug 24]. Available from: https://www.webmd.com/cold-and-flu/common_cold_overview）。

だから、「高齢者は風邪に気をつけろ」というのは必ずしも正しくはないのです。まま、あれは高齢者が風邪のような症状を見せたら、実は風邪じゃなくてもっと深刻な病気かもしれないよ、という意味の医者に対する警告と解釈したほうがよいのかもしれません。

というわけで、免疫力は病原体が体内に入ると自然に「アップ」するのです。しかし、死亡率の高い病気にわざとかかって免疫力をアップさせては、本末転倒なリスクになってしまいます。

そこで、擬似的な病気の経験をさせます。これがワクチンです。

ワクチンとは、病原体に似ており、その免疫力をアップさせるんだけど病気は起こさない物質を言うのです。前述のように麻疹ワクチンを打てば麻疹への免疫力は上がりますし、風疹ワクチンで風疹に対する免疫力は上がります。かなり確実な方法です。

そう、免疫力アップの方法とは、ワクチンのことなのです。

海外では麻疹にわざとかかって、子どもの免疫力をアップさせよう、なんて親の運動があるそうですが、これは「麻疹にならないために麻疹になろう」というヘンテコな理屈でして、意味がありません。

また、麻疹にかかってもアップするのは麻疹に対する免疫力だけで、他の病原体に対する免疫力はアップしないのです。「感染して、強い子になる」みたいなニュアンスで病気にわざとかかるのはナンセンスです。

前にも書きましたが、麻疹は案外人の命を奪いますから。麻疹にかかるという本末転倒な方法よりも、麻疹ワクチンを打つほうが圧倒的に、はるかに安全です。

不思議なことに、「免疫力アップ」にこだわる人に限って、ワクチンを毛嫌いしている例が多いように思います。

自然食品とか、薬草系の「ナチュラルな方法」に拘る人は、ワクチンのような「人工的な医療」を感覚的に嫌っているからなのでしょう。また、ワクチンの安全性に信用が置けない、という意見もあるようです。

確かに、他のすべての医療行為同様、ワクチンには副作用は存在します。しかし、前述のようにもとの病原体のリスクを考えると、ワクチンのほうがずっとずっとましなのです。

ぼくが思うに、健康に寄与するならば自然も人工も関係ありません。野菜に入っているビタミンも、化学的に抽出したビタミンも、ビタミンはビタミンです。ナンセンスな議論だと思います。そして、前項で述べたように、自然でナチュラルでオーガニックな健康食品はほとんど「免疫力アップ」に寄与しません。「免疫力をアップ」するならば、ワクチンのほうがベターです。

そうそう、話はずれますが、このあいだ帝王切開による出産で悩むお母さんの話を聞きました。自然分娩で産めなかったことを悔やむ女性が一定数いるのだそうです。

変な話です。どこから生まれたって、子供は子供。出産経路で母親や子供の価値が変わるわけではありません。そんなところで悩む必要は全然ないのだ、とぼくは思いますね。

ちょっと本題から外れちゃいましたが、要するに議論のポイントがずれているがゆえに間違うパターンという意味では共通していて、こういう間違いはよくある話なのです。

キーワード「免疫アップ」インチキよ

本屋に入ると、「健康本」コーナーというのがあるのですが、あのコーナーを見るたびに暗澹たる気持ちになります。

なぜって、ほとんどがインチキだから。

なんとかで健康になれる、がんが消える食事、なんとか病にならないたったひとつの方法、医者が知らないなんとか健康法……などなど。

どれもこれもインチキです。

こういう、「これだけやればぜんぶ、問題解決」的なタイトルは、いわば「詐欺の常《じょう》套《とう》手段」だとお考えください。

これは医学に限ったことではありません。お金持ちになる方法、美人になる方法、痩せる方法、受験を突破する方法、語学を習得する方法。我々にはいろんな欲望があります。その欲望をうまく利用して、「これだけやれば、あなたの欲望は満たせますよ……えへへ」と詐欺は近づいてくるのです。詐欺は、人の心理状態を読み取ること（だけ）は超一流なのです。

これだけやればお金持ちになる方法なんてありません。そんな便利な方法があれば誰もが金持ちになっています。そして、そんな便利な方法が仮にあったとすれば（ないけど）、ぼくなら誰にも教えずに自分だけのためにとっときますね。

というわけで、世の中そんなにシンプルな方法はないのです。医学・医療の世界でもそれは例外ではありません。

これだけ食べていればがんにならない、的な本をよく見ますが、そんな便利な食べ物やレシピがあれば世界中の医者や学者が注目し、学会で議論され、論文が発表され、そして研究者はノーベル医学生理学賞あたりを受賞してそうなものです。

そんなレシピ、存在しないのです。

がん治療の専門家、勝俣範之先生がよくおっしゃいますが、最強のがん治療は「標準治療」です。きちんとした病院ならどこでもやっているような手術、化学療法、放射線治療などがもっとも治る確率が高い治療法なのです。治る確率が高いからこそ、医療保険がおりるのであり、大多数の医者たちが援用するのです。効かない、効果が小さな治療に公的医療保険を使うのはお金がもったいないですし、治りが悪いと分かっている治療に大多数の医者が飛びつくのは非合理的です。

そして、標準治療がうまくいかない事例に対してのみ、「効くか効かないかはっきりしない」次善の策、プランBを試みるのです。ベストな治療がうまくいかないのだから、プランBの成功可能性は小さなものです。しかし、何もやらないよりはそのほうがよいのかもしれない……そういう希望を込めて、医者はプランBを選択します。

こういうのをコンパッショネイトな治療とか、サルベージな治療ということもあります。コンパッショネイト（compassionate）とは「気持ちを込めた」という意味です。科学的確度は下がるけれども、なんとか治療がうまくいくと良いなあ、という感情を込めた医療です。サルベージ（salvage）とは、海難救助とかいう意味でして、やはり標準治療がうまくいかなかったときの、なんとか救い出したい、という意味を込めた治療です。

これはがん治療に限ったことではなく、例えばぼくの専門のエイズの治療もそうです。一番良い治療は、みんなが受けている治療です。データがしっかりしていて、安全性も吟味されていて、成功率が一番高い。

しかし、そういう一番良い標準治療が失敗することもあります。薬剤耐性ウイルスの出現とか、薬の副作用とか。そういうときに我々が提供するのがサルベージ治療。臨床データは不足しているし、効くかどうかの確度も低い……が、何もしないよりはたぶんまし……現段階でできる次善の最良のプランB……そういう気持ちが込められています。

本屋の健康コーナーに並んでいるインチキ本は、医療保険も通らず、臨床データも存在しない怪しい治療や予防法を喧伝《けんでん》します。それはコンパッショネイトでもサルベージですらもありません。まやかしな「インチキ」です。病気に苦しむ人たちの弱みにつけこむ、アコギな商法なのです。決して信用してはいけません。

同様に、ネットや早朝のテレビでさかんに宣伝されている健康食品や健康グッズも、ほとんどはろくな実証データもないインチキ、あるいはインチキに限りなく近いものがほとんどです。

ぼくの患者さんもよくそういう健康食品を持ってこられます。「これって効くのですか」と問われます。

ぼくは患者さんの目の前で医療系の論文データベース「PubMed」を使い、あるいは

UpToDateという医療データをまとめたウェブサービスを駆使して、件《くだん》の健康食品がどれだけ人の健康に寄与するか調べて確認します。

で、大抵の場合、健康効果が実証されている健康食品はほとんどありません。ほぼほぼアウトなのです。

いや、たまには健康効果が実証されていると発見することもあります。しかし、その場合は大抵、「健康食品」と宣伝して、バカ高い値段をつけたものではありません。「普通の」食品の健康効果のほうが研究レベルではっきり示されていることが多いのです。

例えば、アーモンド。特別なものでなくてよいのです。普通にスーパーとかで売ってるアーモンドで良いのですが、いわゆる「悪玉」コレステロールを下げてくれることが分かっています（Musa-Veloso K, Paulionis L, Poon T, Lee HY. The effects of almond consumption on fasting blood lipid levels: a systematic review and meta-analysis of randomised controlled trials. J Nutr Sci. 2016;5:e34.）。

最近、とくに気になっているのは「免疫力アップ」というキーワードです。

ネットで検索すると、あるわあるわ、あれやこれやのインチキ情報が満載です。免疫力を上げる食事、体温を上げて免疫力をアップ、免疫力を上げる3つの方法、などなど。どれもこれもインチキばかりです。

よく、ネットで調べれば分かることを聞いてくる人に、「ぐぐれかす」なんて悪口を言うじゃないですか。

でも、あれって不親切な返答だと思います。というか、こと医療・医学に関する限り、ネットで「ぐぐる」とインチキ情報のほうが上位にヒットすることが多かったりして、かえって間違えてしまうリスクが高いです。「ぐぐれかす」ではなく、「ぐぐるかす」なんです。まじで。

世の中には「免疫力」を下げる方法はたくさんあります。数々の免疫抑制剤、炎症の治療薬、ＨＩＶのような免疫抑制を起こす感染症、がんの化学療法……たくさんの方法が免疫力を下げてしまいます。

しかし、こと「免疫力をアップ」させる方法に関して言うと、現代医学でもこれという方法がほとんどないのです。

そもそも、「免疫力」とはなんでしょうか。外敵から身を護る、病気＝疫、を免れる、のが「免疫」という意味です。英語ではimmuneと言います（イミューン、と読み、ミュ、にアクセントがあります）。ラテン語のイムニス、免除されている、が語源ですから、意味は同じですね。

具体的には、外から入ってくるウイルスや細菌などを殺す白血球や白血球が作る化学物質などが外敵と戦い、病を免れます。

しかし、「免疫力」が高まりすぎると、これはこれで病気になってしまいます。自分自身のからだを攻撃する、「自己免疫疾患」がまさにこれです。「免疫力」はバランスが大事なのです。

免疫の仕事をする白血球にＮＫ細胞というのがあります。「エヌケー細胞」、なんかタクシーみたいですが（関西限定ネタですね）、やはり免疫反応に寄与します。やはりネット上では「ＮＫ細胞を元気にして、免疫力アップ」なんて宣伝文句が見つかります。

もちろん、インチキです。

かくいうぼくも、昔ＮＫ細胞の研究をしていたことがあります。学生時代に、人参養《にんじんよう》栄湯《えいとう》という漢方薬によるＮＫ細胞活性アップを測定する実験を手伝っていました（Kamei T, Kumano H, Beppu K, Iwata K, Masumura S. Response of healthy individuals to ninjin-yoei-to extract-enhancement of natural killer cell activity. Am J Chin Med. 1998;26(1):91?5.）。

しかし、これはあくまでも血液検査での測定値の話です。実際に感染症そのものを減らすとか、健康になるとか、がんにならないといった「リアルな」効果が示されたわけではありません。

そもそも、ＮＫ細胞というのはたくさんある免疫系細胞のひとつに過ぎません。この細胞だけで免疫力が決定されるわけではないのです。そして、繰り返しになりますが、「免疫力」が強くなりすぎたってそれはそれで病気になるので、ダメなのです。大事なのは強い、弱い、ではなくバランスなのです。

本当は怖い、クラリス、気をつけて

クラリス♫、と聞いて「おじさまー」と答えたあなたは、年バレます……いや、オレのことですけど。宮崎駿の「ルパン三世カリオストロの城」は１９７９年公開の古い映画ですが、ぼくの中では宮崎アニメの中で堂々のナンバーワン、最高傑作だと思っています。ちなみに第2位は「紅の翼」でして、あまり「名作」なのは苦手なんです。千と○尋とか……。

ま、それはおいておいて、クラリスって言うといかにも可憐でカワイクて、罪も毒もないイメージがあるじゃないですか。で、これを商品名とする抗生物質があるのです。

薬には「商品名」と「一般名」という2つの名前があります。ま、前者を「芸名」、後者を「本名」と例えれば、当たらずといえども遠からず、です。

で、芸名クラリスの薬はですね、本名を「クラリスロマイシン」というのです。

クラリスロマイシンは経口薬なのですが、いくつかの特徴を持っています。

1. マイコプラズマという子供の肺炎をよく起こす細菌に効果がある。
2. 微生物を殺すだけでなく、炎症を抑えやすい。
3. 胃がんの原因になるピロリ菌とか、結核菌の親戚である抗酸菌（の一部）に効果がある。

などです。こういう効果は例えば、前述のセファロスポリンにはありません。

ところがですね、このクラリスロマイシン。日本ではちょっと使われすぎなところがあるのです。

前述のように、「風邪」には抗生物質は効かないのですが、多くの医者は今でも抗生物質を出しています。そのときに「フロモックス」などのセフェムと同様、とても出されやすいのがクラリスなんです。本当に気軽によく出されている。内科、小児科、耳鼻科などなど、たくさんの医者たちがクラリスを「風邪」に、無意味に出しています。

東日本大震災時の石巻市での抗菌薬処方をチェックしたとき、不適切な処方が非常に多かったです。そのとき特に多かったのが、やはりフロモックスなどのセフェムとクラリスでした（Iwata K, Fukuchi T, Hirai M, Yoshimura K, Kanatani Y. Prevalence of inappropriate antibiotic prescriptions after the great east Japan earthquake, 2011. Medicine (Baltimore). 2017 Apr;96(15):e6625.）。なんと現地で処方されていた抗生物質の約４分の１はクラリスロマイシンだったのです。ダントツの１位です。

考えてもみてください。前述のように、クラリスの特徴は、子供の肺炎を起こすマイコプラズマやピロリ菌、結核の親戚などに効果があることです。震災後に問題になるような感染症に使う薬ではないのです。それなのに、なぜかダラダラと多くの医者が処方する。ここにはなんの医学的根拠も論理的整合性も見いだせません。

クラリスロマイシンはマクロライド系というグループの抗生物質のひとつです。こうした抗生物質は前述のように「炎症を抑える」効果があり、それもあって、「びまん性汎細気管支炎」という長い名前の肺の病気に効果があることが分かっています。

しかし、びまん性汎細気管支炎は比較的まれで、専門性の高い病気です。呼吸器内科医だけが診る、マニアックな病気と呼んでよいでしょう。が、「びまん性汎細気管支炎のような慢性の呼吸器の病気に効く」ことをみだりに拡大解釈して、いろいろな咳の出る病気になんとなくクラリスを出す習慣が日本で定着しました。このように根拠薄弱な抗生物質の乱用は日本でとても目立つのです。

もし、クラリスが無害で無垢《むく》な薬であれば、多少の乱用は目をつぶってもいいのかもしれません。

が、クラリス。その名前がイメージするのとは裏腹に、案外おっそろしいじゃじゃ馬なところもあるのです。

そのひとつが、薬剤相互作用です。

クラリスロマイシンは、肝臓の酵素で代謝されるのですが、同じ代謝経路を持つ薬とバッティングしてしまいます。そのため、他の薬を飲んでいるとその薬の血中濃度が大きく変わってしまうのです。

薬物相互作用を確認する方法はいろいろありますが、ぼくはスマホアプリの Epocrat

esを使っています。情報が定期的にアップデートされるのでとても便利です。で、英語のclarithromycinで検索すると、あるわあるわ、たくさんの薬が「併用を避けるよう」推奨されている、あるいは「禁忌（使うな）」な薬なのです。

例えば、腎臓や肝臓などの臓器移植患者は拒絶を避けるために免疫抑制剤を使います。しかし、クラリスロマイシンがタクロリムスやシクロスポリンといった免疫抑制薬と併用すると、こうした免疫抑制薬の血中濃度を上げてしまうことがあるのです。ということは、患者は過度に免疫抑制になり、感染症になりやすくなってしまうのです。感染症の治療薬で感染症になりやすくなる、とかホント、本末転倒だと思いませんか？

さらに問題になるのは副作用。

クラリスのようなマクロライドは心電図に異常を起こして不整脈や突然死のリスクが増すことが分かっています（Iyer G, Alexander GC. Cardiovascular risks associated with clarithromycin. BMJ. 2016 Jan 14;352:i23.）。

もちろん、抗生物質のおかげで命が救われることもありますから、命にかかわる大事な感染症で、他に治療薬がないときにクラリスを使うのは妥当かもしれません。しかし、「風邪」のようにそもそも抗生物質を必要としない感染症に出したりして、死亡リスクをかえって高めてしまうのはあきらかに本末転倒と言えましょう。

コレステロールを下げる薬の定番は「スタチン」と呼ばれる薬ですが、クラリスをスタチンと一緒に飲むと、横紋筋融解症という筋肉の病気リスクが増えます。これも本末転倒の一例でしょう（Ezad S, Cheema H, Collins N. Statin-induced rhabdomyolysis: a complication of a commonly overlooked drug interaction. Oxf Med Case Reports [Internet]. 2018 Mar 1 [cited 2018 Aug 27];2018(3). Available from: https://academic.oup.com/omcr/article/2018/3/omx104/4935134）。

クラリスロマイシンは以上の問題のため、ぼくはめったに使うことはありません。例外として、先程申し上げたピロリ菌の除菌、それから抗酸菌の治療のときだけ使っています。それ以外の感染症では、例えばアジスロマイシンのような相互作用のリスクが低いものを選ぶことが多いですし、そもそも風邪のような抗生物質を必要としない場合には、もちろん出しません。

日本で出されているクラリスのほとんどは（セフェム同様）無駄遣いなんじゃないですかね。

抗生剤、何日飲むかは、よーわからん

抗生物質を世界で初めて開発したのは、パウル・エールリッヒというユダヤ人と秦佐八郎という日本人でした。１９１０年頃のことと言われています。

ハタ・サハチローとか言ってもみなさん、知らないでしょ。日本ではほとんど無名の存在ですが、世界的に見ると非常に有名な人で、とくに微生物学の領域では知らない人がいないくらいの有名人です。

どうせ、みなさんは微生物学者といえば野口英世でしょ。なにしろ千円札にすらなってますからね。まあ、なかには福沢諭吉のほうが好きだって人もいるとは思いますが（笑）。

だいたいですね、みなさん、野口英世、野口英世と言いますが、現実に彼がどのような研究業績を上げたかはご存じない方が多いんじゃないですか？　どっちかというと、子供のとき火傷して苦労した、みたいなサイド・ストーリーばかりが記憶に残っているという……。

ま、これは現在でもそうで、よくノーベル賞受賞のニュースで日本のメディアは大騒ぎするのですが、「受賞した」という話ばかりでその受賞理由となる研究そのものが話題になることはあまりありませんね。ま、ジャーナリストたちがそもそも研究を理解できない、というのも問題なのですが。賞金で洗濯機買った、みたいなサイドストーリーばかりが珍重されてしまいます。

野口英世は確かに当時非常に有名な研究者でしたが、彼の業績の多くは後年間違いであったことが明らかになっています。神経梅毒の脳組織から原因菌の梅毒スピロヘータを発見した、などは彼の今も残る正当な業績のひとつですが、こういうのはむしろ例外に属するのです。

まあ、実際の業績と知名度が乖離《かいり》している御三家に野口英世、坂本龍馬、白洲次郎が挙げられる、というのはイワタの個人的な意見です。もっとも、ぼくは小説的には（サイドストーリー的には）彼らすべて好きですけど。

一方、世界初の抗生物質を開発した秦佐八郎。これは掛け値無しで、おそらくは野口以上の微生物学上の大業績です。抗生物質のない世界を想像してみてください。肺炎になっても、膀胱炎《ぼうこうえん》になっても、治療できない。こんな悲惨な世界があるでしょうか。秦佐八郎の功績の大きさが容易に想像できるでしょう。

パウル・エールリッヒはノーベル医学生理学賞を受賞しましたが、秦佐八郎は受賞できませんでした。当時は有色人種は受賞対象にならなかったとも言われていますが、真偽の程は分かりません。しかし、現在の基準であればほぼ確実にノーベル賞を受賞していたでしょう。なにしろ、その後、寄生虫やダニの感染に大きな効果がある、イベルメクチンの原型を作った大村智氏はその業績をもってノーベル賞を受賞したのですから。

そうそう、大村氏と同年にやはりノーベル医学生理学賞を受賞した中国の屠呦呦《とうゆうゆう》氏の功績も偉大です。中華人民共和国で教育を受けた、初めてのノーベル賞受賞者です（文学賞、平和賞を除く）。こちらは、マラリアの特効薬、アーテミシニンを発見したのです。イベルメクチンもアーテミシニンも感染症の治療薬としては非常に価値の高いものです。ぼくら臨床医は、イベルメクチンとアーテミシニンがなければ治療がとても難しくなっていたでしょうね。

秦佐八郎は、ぼくと同じ島根県の出身なのです。それなのに野口英世よりもずっと無名で、お気の毒。ぼくが『サルバルサン戦記』（光文社新書）という小説仕立ての秦佐八郎の伝記を書いたのは、彼の功績に見合うくらい、認知度を高めてもらいたかったからです。読んでいない方はぜひ、ご一読あれ。

さて、そんなわけで、世の中に抗生物質が誕生してから、はや100年以上が経ちました。その間、多くの新しい抗生物質が開発され、たくさんの臨床試験が行われて、抗生物質については多くの知見が得られています。抗生物質についてぼくらが知らないことなんて、なにもないんじゃないか、と思うくらいに。

ところが、です。実は、抗生物質について、ぼくらはまだまだ知らないことが多いんです。

とくによく分かっていないのは、治療期間。

例えば、敗血症という病気があります。これは全身に影響が起きる重症の感染症で、結構、死亡リスクが高いものです。当然、抗生物質を使って治療します。

ところが、この抗生物質を何日間使うのが正しいのか。ぼくらにはよく分かっていないのです。

よく、教科書なんかには「敗血症の治療期間は7日から10日」なんて書いてあります。場合によっては2週間（14日）という人もいます（Kumar A. Optimizing antimicrobial therapy in sepsis and septic shock. Crit Care Clin. 2009 Oct;25(4):733-751, viii.）。

でも、このような数字に確たる根拠があるわけではありません。ぼくら専門家が経験的に、「ま、1週間から2週間の間じゃね？」と適当に（本当に、適当に）数字をでっち上げているだけです。まあ、8日とか13日じゃ、覚えにくいですし。

1週間を7日間とする、という習慣は古代バビロニアからユダヤ教に伝わり、その後キリスト教に伝わったのだそうです。まあ、神様が1週間で世界を作ったとか、日曜日は安息日、みたいなのはこのへんから来ていますね。でも、人間の体も微生物もそんな歴史的背景も宗教的な概念も知りません。7日間という数字は、人間や微生物にとってはまったく意味のない数字です。ましてや10進法も知らないでしょうから（たぶん）、10という数字にもやはり意味はない……ちなみに、フランス人は8日で1週間と数えるひねくれた人たちで（フランス人のあなた、ごめん！）、1週間は8日、2週間は15日です。で、感染症の治療も8日とか15日で慣習的に決めています。変といえば変ですし、まあ、そんなものかといえばそんなものです。

まあ、「治療期間の研究」ってあまりセクシーではないんですよ。世紀の大発見というわけでもないし、当然ノーベル賞も取れない。薬そのものの開発は研究者目線で言えばセクシーなトピックですが、その薬の使い方は、さしてセクシーではない。

けれども、ぼくら臨床医にとっては、このセクシーではない問題はとても大事な問題です。もちろん、患者さんにとってても大問題です。

例えば、従来10日間必要と言われてきた抗生物質の投与期間が実は5日で大丈夫、ということになれば、これは患者さんにとっては大きな恩恵です。入院期間も減りますし、医療費も減ります。おっと、医療費は医療保険でその多くを賄っており、医療保険は「国民皆保険」ということでみんなが支払っている保険料が源泉ですから、それが部分的に削減できるというのはみんなにとっても朗報ですよね。

さらに、抗生物質に関して言えば、抗生物質の投与期間の短縮は抗生物質の使用量そのものの減少を意味します。抗生物質は使えば使うほど、薬剤耐性菌の出現のリスクが増していきます。抗生物質は、使えば使うほど耐性化して、「使えなくなる」のです。使うと使えなくなる。皮肉な話です。

というわけで、この「抗生物質の使用期間を短くできないか」研究が、ちょっと流行っているのです。

ぼくらもやりました。「短くできないか」研究。急性胆管炎という感染症があるのですが、これを従来よりも短い治療期間でいけないか、という研究です。詳細はややこしいのでスパッと端折りますが、結論だけ申し上げると、「できる」だと思います。おそらくは6日程度で大丈夫で、もしかしたらもっと短くてよいかもしれません。しかも、敗血症を合併していてもよいらしいのです。ということは、前述の「7から10」という数字も将来的には変更を迫られる可能性があります（Doi A, Morimoto T, Iwata K. Shorter duration of antibiotic treatment for acute bacteraemic cholangitis with successful biliary drainage: a retrospective cohort study. Clin Microbiol Infect. 2018 Mar 7.）。

アタリマエのことですが、今正しいと思っていても、それが未来永劫正しいとは限りません。「常識」もどんどん変わってきます。新しい知見が得られたら、これまでの見解を引っ込めて、新しい方法を取り入れなくてはいけません。

ということは、やはり医者は常に勉強し続けなければいけない、ということです。学生のとき、研修医のときにこう教わった、というだけの根拠を何十年も引きずってはいけないのです。

勉強し続ける向上心と、自分が変わることを認める勇気。これこそが、現代医療において最も大事な要素のひとつです。ご精進〜。

第四章

感染症の対策、どうなってるの？

しゃかりきな、水際対策、意味あるの？

２００２‐03年に中国を中心として「ＳＡＲＳ（サーズ）」という感染症が流行しました。日本では「水際対策」といって、海外から入国するときに体温を測ったりして、対応しました。

前述のように２００９年にも「新型」と呼ばれるインフルエンザ（もう10年近くも前のことですが、今「新型」と呼ぶのはとても違和感がありますね。なんと呼べばよいのやら……）が流行しました。メキシコとかアメリカとかカナダで発生したウイルスに対し、「水際対策」として日本に入ってこないような対策をとりました。

しかし、水際対策はうまくいったのでしょうか。

例えば、ＳＡＲＳ。幸い、日本での患者の発生はなかったのです。よかったあ。さすがは日本の感染対策、うまくいったよなあ。

……と思ってはいけません。

なぜかというと、２００２‐03年に流行したＳＡＲＳは世界のあちこちに患者をもたらしましたが、日本には患者がやってこなかったのです。

つまり、「水際対策」がうまくいってSARSの日本侵入が阻まれたわけではないのです。たまたま偶然、日本にはSARS患者がやってこなかった。ラッキーだったのです。これは、2014年に韓国で流行して問題になった中東の感染症、MERSについても同様です。

そして、前述の2009年、「新型」インフルエンザ。

これは3月頃からアメリカ大陸のあちこちで流行しだしたのですが、結局日本には5月に持ち込まれ、神戸市で国内発症がありました。そのあと全国レベルで広がっていったのはご存知の通り。

では、「新型」インフルに「水際対策」がうまくいったのか？　これにはいろんな意見があります。が、少なくとも、はっきりと「うまくいった」と示すようなデータはありません。

水際対策に何らかの意味があるのか？

もちろん、なんにだって意味はあります。

問うべきは、「あるかないか」というイエス・ノー・クエスチョンではありません。

そうではなくて「水際対策はどのくらい効果があり、それは労力に見合うものだったのか？」という発想が必要なのです。

磯田貴義氏のウェブ上で公開されているパワーポイント・スライドによると、海外から輸入されているマラリアで、検疫所で捕捉したのは患者の２・９％だそうです。ほとんどは国内に持ち込まれてしまっている。

というか、そもそも、マラリアは国内での流行はほとんど想定しなくてよい感染症です（厳密に言えば、ありえない話ではないですが……）。検疫所で捕捉しなくても、その後病院とかで診断すればよいのです。「水際」で止める意味は非常に小さい。

これは同じように蚊を媒介して感染するデング熱なども同様です。ちなみに、デング熱の検疫所での捕捉率は13・７％。デング熱は発症までの時期が早いので現地や飛行機の中で発熱していることが多いので、マラリアよりは検疫で見つかりやすい。とはいえ、８割以上はやはり「スルー」してしまっている。これでは実効的な「水際対策」とはとても呼べないんじゃないか。

https://www.niid.go.jp/niid/images/idsc/kikikanri/H27/15-2.pdf

感染症は感染してから発症するまでのタイムラグがあります。これを「潜伏期間」と呼びます。たとえ病原体をもっていても、熱とかがなければいいとも簡単に日本に病原体は持ち込まれてしまうんです。

ぼくは昔から不思議で不思議でしょうがないのですが、海外に行って、成田空港とか関西空港とかに降り立つと、たくさんのポスターや張り紙があり、「検疫ブース」があって、熱や下痢や体調の悪い人は申告するよう求めています。ところが、他の国に行ったとき、このような重々しい警戒態勢をしいている国はひとつも見たことがありません。ヨーロッパ然《しか》り、南北アメリカ大陸然り、アジア然り、オセアニア然り。

あれは、本当に有効な対策なのでしょうか。それとも「仕事しているフリ」なのでしょうか。他の国ではやっていない対策が、なぜ日本でだけ必然化されるのでしょうか。

誤解していただいては困りますが、空港に診療機能があるのがいけない、と申し上げているのではありません。もちろん、どこの国の国際空港にも診療所その他があって、病人が発生したときに対応できるようになっています。たくさんの人々が往来する空港で、発熱患者、下痢患者、咳の患者といった感染症のみならず、心筋梗塞や外傷などに対する対応機能があるのは必然と言えましょう。

が、これを「水際対策」、すなわち、感染者を国内に入れないための機能として行うことに「どのくらいの」意味があるのか？　そして、その有効性を示す実績があるのか？　日本が他国と異なる方法をとったことで、どのくらい日本は得しているのか？と問いたいのです。

前述のように、日本にＳＡＲＳやＭＥＲＳが持ち込まれなかったのは「水際対策」のおかげではありません。２０１６年から流行したエボラ出血熱も同様で、日本には１例も持ち込まれず、よって「水際」で止められた事例もなかったのです。そして09年の「新型」インフルは容易に日本に入ってきましたし、それはアメリカ大陸での流行からわずか２ヶ月後のことでした。

検疫所の所長や厚労省の担当者が参加する会議に出席するたびに、ぼくはこの「水際対策」に「どのくらい」の費用対効果があり、継続の必然性があるのかを問うのですが、まともな答えが返ってきた例がありません。そこにシステムがあるから、継続する、「やるから、やる」といったトートロジーと現状維持の圧力しかないのです。本当にこれでいいのでしょうか。

「水際対策」は人々の生活の質にも著しい障害をもたらします。09年のインフルエンザでは、海外からの帰国者（病気ではありません）が検疫のためにとどめ置かれて、長い間ホテルに閉じ込められていました。このような人権を制限する措置は本当に必要だったのか。必要だとしたら、それはいかなる根拠によるものなのか。あのときの反省はちゃんと生かされているのか？

2014年のエボラのときは、アメリカ合衆国もヒステリックになりました（ま、あの国はしょっちゅうヒステリーを起こすのです）。アフリカでエボラ対策をして帰国してきたアメリカ人たちに「外出するな」という外出禁止を要請したのです。例えばニュージャージー州がこういう施策を取りました。

感染症が流行したときにパニクるのは、日本もアメリカも同じです。ただ、アメリカ人の偉いところは、あとでこのような政策が本当に有効だったかを検証する態度です。そして、おかみの言うことでも納得行かないことは納得行かない、と市民が文句を言うことです。

結局、ニュージャージー州の「隔離」政策は訴訟に持ち込まれ、昨年（2017年）にようやく決着が付きました。ニュージャージー州は、海外からの感染症疑いがあったときに「隔離」を要求するにしても、ちゃんとその要求に異議を申し立てることができます。また、メディアの大騒ぎを回避するために、対象者のプライバシーにきちんと配慮することも明記させられました（Santora M. New Jersey Accepts Rights for People in Quarantine to End Ebola Suit. The New York Times [Internet]. 2017 Dec 22 [cited 2018 Aug 27]; Available from: https://www.nytimes.com/2017/07/27/nyregion/new-jersey-accepts-rights-for-people-in-quarantine-to-end-ebola-suit.html）。「なっとくいかん」と文句を言った人々によって、システムの改善がなされたのです。

翻って日本では、「国が決めたこと」について末端の現場の人間や隔離・検疫対象者は文句ひとつ言うことも許されません（同調圧力の強さのためです）。文句を言えば、会議から外されたりして発言権は失われます。「一度決まったことは決まったこと」と見直しがなかなかなされないのも日本の問題点です。人権への配慮も乏しく、エボラ「疑い」の方が病院で経過観察入院しただけでテレビの臨時ニュースで大騒ぎしていました。「水際対策」は国の税金を使った大掛かりな事業です。納税者は自分たちの払っている税金がちゃんと結果を出しているのか、きちんと検証するべきです。「結果」が出ていないことについては、改善を要求するのが当然の権利であり、また義務でもあります。

なぜ増える、減らぬ梅毒、対策は？

日本では梅毒が大きな問題になっています。男性でも女性でもどんどん増えています（日本の梅毒症例の動向について（２０１８年7月4日現在）[Internet]. 国立感染症研究所。[cited 2018 Aug 28]. Available from: https://www.niid.go.jp/niid/ja/syphilis-m-3/syphilis-idwrs/7816-syphilis-data-20180105.html）。

梅毒はトレポネーマ・パリダム（T.pallidum）という細菌感染です。基本的にセックスで感染する性感染症です。

昔から性感染症は対策が難しいと言われています。人のセックスってお役所とかが管理するのは困難ですから。食中毒とかは食品衛生管理でまあまあ減らせますけど、性感染症はそうはいかない。

ですから、そのためにも性教育で正しいセックスの仕方を教えてあげる必要があります。教育が性感染症最大の対策なのです。

でも、頭のわる……じゃなかった、若干勉強不足の国会議員とかが性教育すんな、寝た子を起こすな、みたいなでたらめな文句を言ってくるので、日本の性教育はなかなか普及、質の向上がなされていません。こんなに梅毒が増えているのに、対策はほったらかしというのは不思議な話です。

いやいやいや、イワタ先生、なにでたらめ言ってるんですか。ちゃんと日本は梅毒対策やってますよ。梅毒は感染症法の五類に分類されていて、全例報告なんですよー。こんな反論をされることがあります。

まったくの間違いです。感染症法は「梅毒対策」になっていないのです。

感染症法の梅毒報告は無記名報告です。つまり、報告を受けた保健所は、実は誰が梅毒に罹患したのか、知らないのです。知らないということは介入、対策を立てられないということを意味しています。

つまり、国は梅毒の数を数えているだけなんです。数を数えるだけでは病気は減りません。子供が夏休みの絵日記で「今日はセミを2匹見つけました」というのと何ら変わりありません。

例えば、梅毒患者に性教育を提供すれば、梅毒の再発を防ぐことができます。梅毒の再発は多いですからね。こういう介入によって梅毒を減らせるかもしれません。

また、梅毒はセックスで感染するので、必ず「その人」に感染させた相手がいます。セックス・パートナーです。もし、その人を突き止めて、検査を促し、必要なら治療すれば、梅毒患者はひとり治療され、その方がさらに梅毒を広げることを防いでくれます。性感染症の場合、治療と予防、治療と対策は連動しているのです。だから、一所懸命感染者を捜して、見つけて、診断して、治療することが大事なのです。

事実、ぼくがいたニューヨーク市ではパートナーの追及と受診励行は必ずやっていました。梅毒患者が見つかると、ニューヨーク市保健局に報告し、保健局はパートナーを捜して連絡し、診察と治療を促すのです。

病院でも院内感染がどのくらい起きているかを調べます。これをサーベイランスと言います。

しかし、やはりサーベイランスはあくまでも「対策を立てる」が前提の作業です。サーベイランスはする、しかし、対策はとらない、ではサーベイランスは単なる時間の無駄です。サーベイランスは感染対策の手段なんです。

なぜサーベイランスをするかというと、サーベイランスをしていないと、ある対策をとったとき、その対策がうまくいったのか、うまくいっていないのかがわからないからです。

院内肺炎のような感染症が増えているのか、減らせているのか。きちんと数を数えなければ分かりません。そのためのサーベイランスです。

わりと多くの病院では「うち、サーベイランスはじめました」と夏の冷やし中華のようなことを言います。そのくせ、サーベイランスをやって、結局どうなった……という本当に大事なところはおざなりになっています。これでは単に汗かいて努力して、でも何ももたらさない「働いているフリ」に過ぎないのです。

感染症法も対策と直結していなければ単なる「やっているフリ」に過ぎません。梅毒全例報告させるなら、減らす対策とペアになっていなければなりません。そして、実際に減らさなければならないのです。

が、現行の感染症法では梅毒を具体的に減らす方法とリンクしていません。これでは減らないのも当たり前です。あるいは、行政が介入しないでも「自然に勝手に減ってくれる」ことをただ待つしかありません。これではプロの仕事とは言えません。

行政も、ちゃんと結果を出すべきです。資格を持って、給料をもらって、仕事したふりをして書類を書いて、報告書を書いて……という作業をやっているだけでは仕事とは言えません。プロの世界は結果がすべて。プロのスポーツ選手は勝ってなんぼだし、プロのミュージシャンは美しい音楽を提供してなんぼです。バットを何回振った、ピアノの鍵盤を何回叩いた、は関係ありません。それは手段であって目的ではないのです。

日本の行政はいわば、「1日何回鍵盤を叩いたか」だけを評価指標としているピアニストみたいなものです。あ、そういえばそのまんまそういう役所あったな、潰れた社会保険庁ー。

もちろん、すべての行政が旧社会保険庁みたいなダラダラ業務をやっているわけではありません。岡山市では梅毒急増を受けて（感染症法の規定を超えた）調査を行い、男性患者の7割に風俗店利用が、女性患者の4人に1人がいわゆる「売春婦」、最近の言い方だとコマーシャル・セックス・ワーカーだったことを突き止めました（日経メディカル。男性梅毒患者の7割超に風俗店の利用歴 [Internet]. 日経メディカル。[cited 2018 Aug 28]. Available from: https://medical.nikkeibp.co.jp/leaf/mem/pub/special/pandemic/topics/201805/555950.html)。感染が風俗を中心に広がっていることが示唆されたため、ここを中心に梅毒対策を立てようとしています。やればできるんですよー。

本当に全滅すべし？ ピロリ菌

「クラリス」のところで、ピロリ菌の除菌にはクラリスは有効ですよ、という話をしました。クラリスは日本でとても良く使われている抗生物質ですが、結構間違って使われている。ただ、ごく例外的な「正しい使い方」の一例に、ピロリ菌の除菌があるのだ。こう説明いたしました。

ただし、この説明には補足が必要です。どうしてかというと、

「そもそも、ピロリ菌の除菌は必要なのか？」

というそもそも論を検討しなければならないからです。

さて、ピロリ菌の何が問題なのでしょうか。

ピロリ菌は正式名称をヘリコバクター・ピロリ（Helicobacter pylori）といいます。胃に棲んでいる細菌です。胃の中は胃酸でいっぱいですから、たいていの細菌は死んでしまいます。ピロリ菌は胃酸の中でも生きていける、極めて稀有《けう》な細菌なのです。

そのピロリ菌が様々な病気の原因になることが分かってきたのは、ここ40年くらいの

話。慢性胃炎、胃潰瘍、十二指腸潰瘍、胃がん、胃のリンパ腫、それから血小板という血液の細胞が下がる病気など、様々な病気がピロリ菌を原因とすることが分かってきました（Sanders MK, Peura DA. Helicobacter pylori-Associated Diseases. Curr Gastroenterol Rep. 2002 Dec;4(6):448-54.）。

さらに、抗生物質と胃薬の組み合わせでピロリ菌を除菌できること。そして、ピロリ菌を除菌すると上記の病気の多くが治ってしまうことも分かりました。この「抗生物質と胃薬の組み合わせ」のひとつとしてよく使われているのが、前述のクラリスです。

ぼくが若い頃は、日本では胃潰瘍や胃がんがとても多く、胃の手術とかが今よりもずっと頻回に行われていました。

そうそう、山崎豊子の『白い巨塔』といえば、閉鎖的な大学医学部での悪徳医師たちの暗躍が描かれるダークな１９６０年代の小説です。個人的にはあの小説で主人公のひとり（里見脩二）が「左遷」される先が「山陰大学」だったのが納得いかないんですけどねー（実際には行かなかったけど）。

山崎豊子って勧善懲悪な小説を書くことが多いのですが、そのわりに（そのせいで？）わりと残酷な差別性が内包されているんですね、ま、これもどうでもいい話。

ま、それはともかく、主人公のひとり、外科医の財前五郎が専門にしていたのが胃の手術でした。昔は胃の手術をする外科医というのは医者の花形であったことが示唆される設定です。そして、財前五郎は自らが専門にしていた胃がんで命を失うのですが……もうひとりの主人公・里見が病理学を専門としていたのと対照的です。病理学は医学の世界ではマイナーとされていたから、山崎豊子がそのように設定したのでしょう。

ちなみに。

ウィキペディア情報によると、財前医師の専門は「食道噴門がん」だそうで、これを胃がんとして扱うか、食道がんと見るかは議論の余地があるそうです。が、完全にぼくの専門外なので、細かいことは割愛！　ごめんなさい！（瀬戸泰之ら。食道胃接合部癌の診断と治療　日消誌 2015;112:1769—1775）。

余談がちょっと過ぎましたが、60年代当時の胃潰瘍、胃がんというのは非常に日本において大きなウエイトを占めていた病気だった、と申し上げたかったんです。で、現在はピロリ菌除菌が普及して、当時に比べると胃がんも胃潰瘍も激減しました。１９５０年代は年に2万人近くいた胃潰瘍、十二指腸潰瘍による死者が、２０１３年には３０００人未満になっています（日経メディカル。胃潰瘍・十二指腸潰瘍 [Internet]. 日経メディカル。[cited 2018 Aug 28]. Available from: https://medical.nikkeibp.co.jp/leaf/all/special/forgp/201502/540654.html)。胃がんの死亡者は減ってはいませんが、これは高齢化による影響で、年齢別に子細に検討するとやはり減っていると判断できると思います（http://www.osaka-ganjun.jp/health/cancer/gastric.html)。

ピロリ菌の診断、治療について、アメリカの消化器学会ガイドラインでは、無症状患者にはルーチンの検査、治療は推奨していません。

他方、日本ヘリコバクター学会のガイドラインはH. pylori 陽性の「萎縮性胃炎」（たいていは無症状）での積極的な除菌を推奨しています。が、その根拠は明確ではありません。

Treatment of Helicobacter pylori Infection | American College of Gastroenterology [Internet]. [cited 2018 Apr 20]. Available from: http://gi.org/guideline/treatment-of-helicobacter-pylori-infection/

H. pylori 感染の診断と治療のガイドライン　日本ヘリコバクター学会ガイドライン作成委員会　２０１６年改訂版

ピロリ菌研究の第一人者にして感染症のエキスパート、マーティン・J・ブレイザーは『失われてゆく、我々の内なる細菌』(みすず書房)で、ピロリ菌感染は胃がんなど人体に害を及ぼす一方で、その感染が胃食道逆流や喘息《ぜんそく》の予防に寄与していると指摘しています。もともとピロリ菌と人間は共生関係にあったのですが、抗生物質や胃薬の普及でピロリ菌が殺される機会が増え、その結果皮肉なことに喘息患者が増えたのではないか、という仮説があるのです。

そんなわけで、ピロリ菌の除菌はたくさんの病気の治療や予防に恩恵をもたらしましたが、同時に問題ももたらしました。だれのどのピロリ菌を殺せばいいのか、まだはっきりしたことは分かっていません。

それと、ピロリ菌除菌に一緒に出される胃薬も問題です。プロトンポンプ阻害薬(PPI)や、H+,K+-ATPase阻害薬(タケキャブが有名)です。ピロリ菌除菌のためだけでなく、いろんな患者さんに使われていますが、ちょっと使われすぎな感じもあります。ぼくらはPPIやタケキャブの薬剤熱の患者をよく見ます。こうした胃薬をやめると熱は下がるのですが、そもそもなぜ胃薬が入っているのか、主治医も説明できないことが多いです。ならば、最初から使わなければよかったのに。PPIは他にもコラーゲン蓄積大腸炎という副作用も起こします。要注意です。また、胃薬は胃酸を減らすことで肺炎とかCD腸炎を増やすこともあります。

胃酸は悪ではありません。胃酸を悪いものと決めつけ、必ず胃薬を必須のものとするところにぼくはやりすぎを感じます。もう少し理にかなった薬の使い方が望まれます。

米国で、出さぬキノロン、それはなぜ？

フルオロキノロン製剤、またの名をキノロンといいますが、日本でとても人気がある抗生物質の一種です。３世代セフェム、マクロライド（クラリスなど）とともに、よく外来で使われていて、具体的にはクラビット（本名レボフロキサシン）などが有名です。他にも（商品名＝芸名なら）グレースビット、ジェニナック、アベロックス、シプロキサンなんかがよく知られています。

さて、日本でよく出されている抗生物質は、たいてい間違って使われている「誤用の抗生物質」です。３世代セフェム然り、クラリス然り。

ということは、もしかして、キノロンも？

とお考えになったあなた、察しが良いですね。

そのとおり。実はキノロン製剤もかなり無駄遣いされているのです。

では、例えばアメリカ合衆国ではキノロンはどのように使われているのか？

日本で薬を審査する部署はＰＭＤＡといいます。独立行政法人医薬品医療機器総合機構という長い名前の厚労省の天下り先……じゃなかった、薬の審査機関です。

アメリカでのＰＭＤＡに相当するのが、ＦＤＡ、食品医薬品管理局です。

では、アメリカのＦＤＡはキノロンについてどのように判断しているのか？

原則、使うな。こうＦＤＡは言っているのです。えーっ、使うこと自体が、ダメなの!?

そうなんです。使うこと自体がダメなんです。

では、なぜそうなのか。

キノロンにはいろいろな副作用の問題があるからです。

キノロンは中枢神経、要するに脳に異常を起こすことがあります。けいれんや意識障害です。また、末梢神経障害も起こします。これはしびれとかの原因になります。しかも、この末梢神経障害は非可逆性、つまりキノロンを止めても副作用が収まらないのです。

それから、血糖値を上げ下げする副作用も知られています。これも意識を失って（昏睡）倒れたりする怖い副作用です。また、アキレス腱が切れたりして歩けなくなる問題も指摘されています。クラリス同様、不整脈と突然死の危険も指摘されています。重症筋無力症という特別な病気の患者さんの症状を悪くすることも知られています。

そんなわけで、ＦＤＡはキノロンは他の抗生物質が使えないような、極めて限定的なシチュエーションにおいてのみ、この抗生物質を使うよう明言しています。もちろん、キノロン製剤は効果的な抗生物質ですが、副作用のリスクが大きすぎて、一般的な使用には危険すぎる、という判断からです。

FDA updates warnings for fluoroquinolone antibiotics on risks of mental health and low blood sugar adverse reactions [Internet]. [cited 2018 Aug 27]. Available from: https://www.fda.gov/NewsEvents/Newsroom/PressAnnouncements/ucm612995.htm

ヨーロッパ医学委員会（ＥＭＡ）でも、キノロンの副作用に警告を発しており、軽症の感染症に使うリスクを強調しています（European Medicines Agency - Human medicines - Quinolone- and fluoroquinolone-containing medicinal products [Internet]. [cited 2018 Aug 27]. Available from: http://www.ema.europa.eu/ema/index.jsp%3Fcurl%3Dpages/medicines/human/referrals/Quinolones_and_fluoroquinolones_containing_medicinal_products/human_referral_prac_000065.jsp%26mid%3DWC0b01ac05805c516f）。

翻って日本では、リスクの高い3世代セフェム、クラリス、キノロンは「効果がない」と分かっている風邪にすら処方されているありさまです。そこにはリスクと利益のバランスをとるような、リスク評価がまったくありません。

ここで、ゴーマンかましてよかですか？（笑）。ほとんどの日本の医者は英語力が十分にありません。「十分」というのは、仕事で使えるレベル、ということです。

なぜかというと、日本人医師は大学受験以降、英語の勉強を怠ってきたからです。

なんでもそうですが、能力維持の努力を怠ったら、その能力は落ちるに決まっています。スポーツ然り、音楽然り。学力だけ努力なしでも維持できる、なんて都合の良い話はないのですが、そういう幻想がなぜか流布しているのが日本界隈です。

例えば、神戸大学医学研究科大学院の入学試験は英語の試験です。辞書持ち込み可

（笑）のゆる〜い試験ですが、みなさんの成績の悪いこと悪いこと。なんとか合格点ギリギリですり抜けていく人がほとんどです。この程度の英語力では、とても仕事で使えるレベルではありません。

だから、キノロン製剤の国際的な評価とか、安全性の吟味のために英語のサイトで確認したりする医者は日本ではごく少数派、ということになります。そして、製薬メーカーの、自分たちに都合の良い宣伝文句だけを判断の拠り所にしているのです。

感染症専門家のぼくも、キノロンは普通の外来ではめったに出しません。FDAがいうように、「他に代替薬がないときだけ」やむを得ず、使っています。これこそがキノロンの立ち位置なのです。

災害の、ときこそ正しい、薬出そう

「クラリス」のところで、東日本大震災での不適切な抗生物質投与の話を少ししました（137ページ）。

当時、石巻市には全国からたくさんのボランティアの医療者たちが集いました。多くは1週間単位で避難所などに隣接する診療ブースを使って、被災者たちの健康管理や病気の対応を行ったのです。ぼく自身も5月に1週間、石巻市を訪問して、ささやかながら診療のお手伝いをしてきました。

そのとき、とくに多かった訴えが「咳」でした。その多くは慢性的、つまり長く続く咳でして、よくよく話を聞いてみると、被災地の瓦礫《がれき》の山の中でたくさん出ていた粉塵《ふんじん》による鼻やのどの刺激によるものと判断されました。マスクをしたり、咳止めを出したりして対応するべきものでしょう。

ところが、こうした「咳」の患者の診療録を見ると、なんと抗生物質が出されているのです。ぼくは驚きました。そして前のページをめくってみると、やはり別の医者が別の抗生物質を出している。その前のページを見ると、さらに別の医者が別の抗生物質を出している……。

そもそも、瓦礫の粉塵が咳の原因なのですから、抗生物質が効くわけはありません。おおざっぱにいえば、抗生物質は細菌を殺す作用しかないのですから。そして、前の医者が抗生物質を出していて、「やはり咳が止まらない」ということであれば、「これは抗生物質が効かないタイプの咳じゃないのかな」と推測することはいとも容易だったはずです。過去の診療録を読んでいなかったのか、ちゃんと患者の話を聞いていなかったのか。

この体験はぼくに強烈な印象を残しました。だから、調べたのです。自分のささやかな経験だけでは本当に何が起こっているのか分からない。こういうときは、調べるしかない。いろいろと算段、苦労して、ようやく当時の石巻市の診療録すべてをチェックすることができました。

その結果は驚くべきものでした。

被災した3月から7月までの診療録を数え上げると、2253回の抗生物質が処方されていました。その中でダントツで多かったのがクラリス、次に多かったのがセフェムだったのはすでに申し上げたとおりです。

そして、2千回以上出された抗生物質のうち、なんと1944回、86・3%の処方は「不適切」だったのです。適切、不適切の基準は過去の研究などを参照したのですが、「まあ、震災のときだし検査もろくにできないからなあ」というわけで、少し下駄を履かせました。つまり、「これはおそらくは不適切だけれど、検査もできない環境下では許容範囲かな」というケースは大目に見て「不適切」とは判断しなかったのです。そのようなユルイ基準を用いても、なお86％以上の処方、つまりはほとんどの処方が「不適切」だったのです。

Iwata K, Fukuchi T, Hirai M, Yoshimura K, Kanatani Y. Prevalence of inappropriate antibiotic prescriptions after the great east Japan earthquake, 2011. Medicine (Baltimore). 2017 Apr;96(15):e6625.

この結果を学会で発表し、論文化してさらに発表するにあたっては、いろいろな人からいろいろな批判を受けました。

まず、叱られたのは、ボランティアで全国から集ってきた医者たちに対して「不適切な処方」とは失礼だ、というものでした。

それから、こういう批判もありました。災害後なので専門性がバラバラな医者が集まっている。抗生物質を普段外来で出し慣れていない先生だってたくさんいたはずだ。脳外科医とか、心臓外科医とか。こういう限定条件下である程度不適切な処方があってもそれはやむを得ないことなんじゃないか、と。

ぼくは、両方のご意見が間違っているとは思いません。なるほど、確かに忙しい日常診療をやりくりし、東北までやってきてボランティア活動に従事した多くの医療従事者には感謝の気持ちしかありません。彼らの熱意や善意を疑うものではまったくありません。また、なかには外来診療で抗生物質を出した経験がない人、あるいは咳の患者を診たことがないという医者もいたでしょう。そのこともぼくはまったく否定はしません。ですから、ぼくの意図はこうしたボランティア医師たちを批判するものではありません。

しかし、です。それはそれ、これはこれです。8割以上の処方された抗生物質が不適切だった。これは厳しい事実です。この事実から目を背けてはなりません。

そもそも、ぼくが今回の研究計画を作ったときは、このような厳しい結果が出てくるとは予想していませんでした。当たり前です。結果が最初から分かっているのなら、研究する必要がないからです。わ､か､ら､な､い､か､ら､、調､べ､る､のです。

けれども、調べた結果が、多くの医者にとって気まずい結果であったとしても、それを理由に発表しないというのは研究倫理に反します。都合の良いデータばかり発表し、都合の悪いデータは隠蔽してしまう。最近の日本では官僚やら大学やらがこういうことを平気な顔でやるのが通例になっているそうですが、ぼくは言語道断の暴挙だと思います。

そもそも、科学とは真実に肉薄したいという思い、真実に誠実な心が生み出すものです。研究論文を書くのは真実を知りたいからであり、出世したり、有名になるのが目的ではありません。研究で出世したり有名になるのは事実かもしれませんが、それは結果であって目的ではない。

だから、ぼくが思うにデータを捏造《ねつぞう》して研究不正をするなんて、そもそもまっとうな研究者であればとても考えられないことなのです。なぜなら、そういう態度は「真実を知りたい」という科学者本来の精神から最も外れた「真実なんてどうだっていい」という態度だからです。

よって、研究データがいかに医者たちにとって気まずい不都合な真実であっても、それをきちんと公表するのが我々の義務なのです。発表に手心を加えるなんて、とてもプロの医学者の行為とは言えません。

そして、このような厳しいデータを我々はちゃんと未来に生かさなければならないのです。

その後、2016年に熊本地震が起きたとき、ぼくはウイルス感染であるインフルエンザに抗生物質が出されている一例を見て、暗澹たる気持ちになりました。ぼくらの論文が紆余曲折を経てようやく発表できたのは2017年。もっと早く発表できていれば、と悔しい思いをしました。

本稿を執筆しているのは2018年9月8日。北海道で震度7の大きな地震が起きた直後です。この地震がどのくらいの被害を最終的にもたらすのか、この段階では分かりません。が、ぼくらのささやかな論文をぜひ活用いただき、少しでもお役に立てていただきたいと思います。

被災者は医療者になにか薬を出してもらいたいと思っている。それに、後方病院も充実していない中で、「万が一」細菌感染を見逃したら大変だ。だから、抗生物質の乱用にも震災時には目をつぶるべきではないのか。そういう意見もいただきました。

なるほど、患者の期待に応えるのは医療者の大事な責務です。それに、被災地では道路が破壊され、車の多くが津波で流されてしまい、患者が重症化したときの後方病院への搬送もままならない状況でした。このような懸念は理解できるところです。

しかし、これはリスクヘッジの基本を理解していないことからくる間違った意見です。

万が一、細菌感染を見逃す可能性が怖いから抗生物質を出す、という人は、「万が一、その抗生物質のアレルギーでアナフィラキシー・ショックを起こす可能性」も当然考慮しなければいけないでしょう。後者であっても呼吸困難、血圧低下という生命の危険を伴う症状が出るわけで、後方病院への緊急搬送が必要になります。ところが、ライフラインは途絶え、車の多くは津波で流されてしまい……。

要するに、リスクというのは医療の世界では常についてまわるのです。Aというリスクをヘッジしようとすると、今度はBというリスクが生じます。抗生物質を出すのもリスク、出さないのもリスクなのです。

だとしたら、医者はどうすべきか。きちんと患者を診察し、診断し、ベストを尽くして治療するしかないでしょう。医者がベストを尽くしてもうまくいかないことはあります。医者だって人間です。神様ではありません。しかし、ベストを尽くしてもうまくいかないことがあるのなら、なおさらベストを尽くすべきなんです。ベストを尽くさなければ、もっとうまくいかないに決まっているのですから。

だから、不適切と分かっている抗生物質を、間違ったリスク・アセスメントのもとに正当化してはいけません。被災地であれば、なおさらなのです。

最後に、こういう批判もありました。あれは、ただカルテをひっくり返して、抗生物質と病気の数を数えただけだ。あんなの、研究とは言えないよ。

これもまあ、ある程度理解はできる意見です。たしかに、カルテをひっくり返してただ数を数える研究。そこにはなんの天才的なアイディアも、難解な分析もありません。教えてやれば、高校生にだってできる、シンプルな作業です。もちろん、この程度の研究ではノーベル賞は取れませんし、科学者としての名声の根拠にもならないでしょう。

けれども、次の震災で役に立ちます。もっとましな診療をするための基準にはなります。

そして、これが肝心なのですが、ぼくら以前には災害時の抗生物質の処方の妥当性を吟味した研究者は世界中のどこにもいなかったのです。世界で初めて、被災地での診療の実態を吟味したのです。これをメルクマールにして、世界中の他の災害でも同様の検証が可能になるでしょう。抗生物質以外の薬の妥当性も今後は吟味できるようになるでしょう。

船で海をまっすぐ行っていれば、なんらかの新大陸にぶつかることだってある。そんなの、誰にだってできるよ。コロンブスは昔、そう揶揄《やゆ》されたのでした。その通りで、コロンブスでなくたって、新大陸を発見することはできたのでしょう。が、誰もやらなかったのです。コロンブス以前には。

第五章

深刻な
感染症の問題

日本のＨＩＶを減らすには

ＨＩＶってみなさん、ご存知ですか？　ヒト免疫不全ウイルス（human immunodeficiency virus）、略してＨＩＶ（えいちあいぶい、と呼びます）。

これは、エイズ、後天性免疫不全症候群の原因のウイルスです。エイズはacquired immune deficiency syndromeという英語の頭文字をまとめたものです。ＡＩＤＳ。

１９８１年にアメリカで見つかったこの病気、またたくまに世界中で広がっていきました。日本では血液製剤にウイルスが紛れ込み、この薬を必要とする血友病などの患者さんの間でエイズが流行しました。また、男性同性愛者の間でも流行しました。エイズは、セックスで感染する性感染症でもあるのです。

ぼくがエイズと取っ組み合いだしたのは、１９９０年代前半。まだ医学生だったときのことです。エイズは当時不治の病、かかると必ず死ぬ病気でした。また、当時「ホモ」と呼ばれていた男性同性愛者患者が多かったために、非常に差別的な扱いを受けた感染症でもありました。

セックス以外では、人から人に感染することはほとんどない。ＨＩＶは非常に「感染力の低い」ウイルスです。しかし、患者が近くにいるだけで感染するんじゃないか、みたいな「穢《けが》れた」ものとして不当に患者は扱われてきました。

ぼくは、エイズでなくなった死者を弔い、新規感染を予防し、そして差別を廃して正しい知識を普及させるような、そういう活動をしていました。ま、今やってることとほとんど変わらないかな。

90年代前半は日本のＨＩＶ感染者はまだ少なく、そのほとんどが血友病患者でした。その後、血液製剤によるＨＩＶ感染が「薬害エイズ」として大問題になるのですが、本稿とは関係ないので、ここでは詳しくは述べません。ただ、当時大悪人扱いされた元帝京大学の安部英氏と、当時厚生省にいた郡司篤晃氏（ともに故人）の両者は、現在の目から見ると「薬害事件を起こした極悪人」とは呼べないことだけ、指摘しておきます。詳しく知りたい方は、以下の２冊がオススメです。

郡司篤晃『安全という幻想　エイズ騒動から学ぶ』（聖学院大学出版会、２０１５）

武藤春光、弘中惇一郎『安部英医師「薬害エイズ」事件の真実』（現代人文社、２００８）

で、患者がまだ少なかった日本でＨＩＶ予防の一環として性教育をしようとしたのです。まず、島根県庁の担当者に面会を申し込みましたが、けんもほろろでしたね。

確かに、ぼくは当時、若僧の医学生で、まだまだプレゼン能力も低かったですから、うまく向こうを説得できなかった面もあります。しかし、県の健康担当者の当時の見解は、

「日本は性的にしっかりした国だ。アメリカとは違う。だからエイズは流行しない」

というものでした。当時、このような見解を持っていた「大人」は多かったように思います。

この見通しはとても見当違いなものでしたけど。

その後、日本でもセックスによるＨＩＶ感染がコンスタントに発生します。ここ10年ばかりは、毎年１４００人程度の新規感染者が日本で発生しており、そのほとんどは日本人です（http://api-net.jfap.or.jp/status/2016/16nenpo/h28gaiyo.pdf）。要するに、「日本人は性的にしっかり」なんて、少しもしていなかったのです。現在、梅毒が大流行している話

はしましたけど、これもその一例です。この手の「日本人だったらダイジョーブ」的な空論は、基本、信用しないほうがいいです。

幸い、現在ではエイズは治療可能な病気です。昔のように死に至る病ではありません。残念ながら、お薬は飲み続けなければならないのですが、ちゃんとウイルスをコントロールし続ければ、ほぼ天寿を全うできる「死なない病気」になっています。

さて、ＨＩＶ感染者が薬で長生きでき、天寿を全うできるようになると、どうなるか？

まず、患者は高齢化します。死なないから。

かつては感染して10年位でエイズ発症して、あれやこれやの合併症で亡くなっていた患者さんは「高齢者になるチャンス」すらなかったのです。

でも、今は違う。みんな歳を取り、高齢者になります。よって、高血圧とか糖尿病とか心筋梗塞とか各種がんとか、これまでは想定しなくてよかった病気のリスクがだんだん増えてくるのです。

ところが、です。いけてないのが病院なのです。

多くの病院スタッフが今でもエイズは「死に至る病気」だと思っています。おまけに感染経路をちゃんと勉強していないので「患者を診察して、自分も感染してしまうのでは」という間違った知識をもっています。特にウイルスの薬でＨＩＶを抑え込んだ場合は、コンドーム無しでセックスをしてもまず感染はないと考えられているのに、です。(Rodger AJ, Cambiano V, Bruun T, Vernazza P, Collins S, Lunzen J van, et al. Sexual Activity Without Condoms and Risk of HIV Transmission in Serodifferent Couples When the HIV-Positive Partner Is Using Suppressive Antiretroviral Therapy. JAMA. 2016 Jul 12;316(2):171–81.)。

そのため、エイズの患者さんが病気になっても多くの病院や医者は診療を断ります。本当は診療拒否って法律違反なんですけどね（これを応召義務といいます）。

かつて日本では、治療法がなく、差別の対象になり、かつ「薬害」の贖罪《しょくざい》をしなければならなかったＨＩＶ感染者に対して「拠点病院」という仕組みを作りました。エイズ治療の専門性をもち、差別なく最新の治療が提供できるような拠点病院でまとめて面倒を見ましょう、というわけです。

しかし、この「拠点病院制度」も時代遅れになりつつあります。

そもそも、医師や看護師など病院スタッフは異動したり退職したりします。「拠点病院」は箱モノとしての病院の設定基準はありますが、スタッフの専門性については担保されていません。エイズを診たことがない、知識もない、経験もない、まあ、ぶっちゃけ患者さんに来られては困る……そういうスタッフしかいない「拠点病院」は実際に存在します。

さらに、前述のようにＨＩＶ感染者はいろんな病気にかかりますから、「拠点病院」だけですべての治療をまかなえるとは限らないのです。他の病院で他の専門医に治療してもらわなければならないことだって出てきます。

しかし、下手に「拠点病院」制度があるために、拠点病院でない病院は「うちはＨＩＶ患者は診られないし、診なくてよい」という不文律ができました。

ぼくも先日、自分の患者さんが甲状腺の病気になり、手術が必要になったので神戸市の甲状腺専門病院に紹介受診をお願いしたのですが、けんもほろろに断られてしまいました。「ＨＩＶ感染者の手術経験がないから」だそうです。ＨＩＶ感染者でも甲状腺手術の方法は同じです。甲状腺は首についているホルモンの出る臓器ですが、ＨＩＶ感染があるからといって、それが背中に回ったりするわけではありません。

というわけで、かつては患者を守るためだった「拠点病院」制度がかえって患者の診療に支障をおよぼしているのです。

それだけではありません。血液透析とか、終末期の緩和ケアとか、在宅ケアとか、そうした急性期病院以外の医療やケアも高齢化がすすむＨＩＶ感染者には必要になるのですが、こうした透析、緩和ケア、在宅、療養型施設などからも「ＨＩＶはちょっと……」と受け入れを拒否されるのです。

ＨＩＶエイズの差別問題は、平成も終わりになろうという今に至っても未だに克服されていないのです。しかも、医療現場でです。なんという情けない話でしょうか。

さて、ＨＩＶ感染者ひとりあたりの医療費はだいたい１億円くらいと見積もられています。前述のように日本で発生する新規感染者は毎年１４００人程度。これは、毎年医療費が１４００億円純増していることを意味します。患者は長命ですから、亡くならず、よって総患者数は増え続けます。「拠点病院」でいつまでもかかえこめるものではありません。医療費という観点からも大問題です。

ですから、新規感染者を減らす努力をしなければならないのです。が、日本ではこれができていない。「梅毒」のところでもお話ししたように、日本の感染症法はＨＩＶ感染者をカウントし、その数を把握はしていますが、減らすための具体的な対策をとっていないからです。

長らくエイズに苦しめられたアメリカでは、ＨＩＶ感染者を減らすための必死の努力をしています。特に、早く診断し、早く治療を開始するのが大事とされています。治療すると、ウイルスが減って、感染そのものも減るからです。梅毒と同じで、治療が感染蔓延を防止するんです。治療と予防が連動している。

とくに患者の多いニューヨーク州では新規感染者が激減しました。目標は、新規患者をゼロにすること。そしてエイズの長い長い流行に終止符を打つことです（Ending the AIDS Epidemic in New York State [Internet]. [cited 2018 Aug 29]. Available from: https://www.health.ny.gov/diseases/aids/ending_the_epidemic/)。

日本では、このような具体的な目標そのものが立てられていません。エイズ関係の各種会議で、「今年のＨＩＶ感染は何例でした、病院で発見されたのがいくつ、保健所で見つけたのがいくつ……」という報告を聞くたびにぼくはうんざりします。「で、この数を受けて来年はこうするつもりです」という目標が皆無だからです。ここでも、お役人がただ無駄にダラダラ仕事をしているだけなのです。

例えば、日本ではＨＩＶ感染者が治療を開始するのに、診断してから4週間程度待たねばなりません。これは、医療費関係の書類作成のためのまったく「無駄な時間」です。ですから、この「4週間待つ」仕組みを全廃し、診断即治療を可能にすれば、新規の感染の可能性も減るはずなのです。患者がすぐに元気になるのも、言うまでもありません。このような「どうでもいい」システムが、日本には実に多い。

ＨＩＶ感染を減らす技術はあります。外国には経験もあります。なぜ、日本でそれをやらないのか。

日本には断固としてＨＩＶ感染を減らすという覚悟がないのです。

予防せよ、子宮頸がん、ワクチンで

子宮頸《けい》がんは（もちろん）女性の病気ですが、日本では毎年1万人くらいの患者が発生し、3千人くらいが亡くなっている病気です（子宮頸がん　基礎知識：［国立がん研究センター　がん情報サービス　一般の方へ］[Internet]. [cited 2018 Aug 29]. Available from: https://ganjoho.jp/public/cancer/cervix_uteri/index.html）。

ほとんどの子宮頸がんはヒトパイローマウイルス（ＨＰＶ）というウイルス感染が原

因です。感染症もがんの原因になるのです。そして、HPVもセックスで感染する性感染症です。というか、HPVは世にある性感染症の中で一番感染しやすいのが特徴で、たくさんの方が感染しています。

幸い、HPV感染がたとえあったとしても多くの方は病気にならずに元気なままでいます。しかし、HPVがいろいろな病気の原因になるのもまた事実。前述の子宮頸がんが一番有名ですが、その他にも尖圭《せんけい》コンジローマという陰部にイボを作る病気、肛門がんなどの原因にもなります。尖圭コンジローマや肛門がんは男性にも起きる病気です。

子宮頸がんについてはがん検診による早期発見、手術や化学療法などの治療が行われてきました。それでも毎年3千人の方が亡くなられているわけで、現状の施策だけでは十分な対策とは言えません。

そこで登場したのがワクチンです。なにしろ、子宮頸がんはHPV感染が原因ですから、ワクチンで感染を予防できればいいのです。サーバリックス、ガーダシル、と呼ばれるHPVワクチンが開発され、現在はガーダシル9というのが世界的に使われているHPVワクチンです。この9というのは、9つの種類のHPVをブロックしますよ、という意味です。HPVにもいろいろ種類があるんですね。

ところが、このHPVワクチン、日本ではほとんど普及していません。

なぜかというと、厚生労働省が2013年にこのワクチンの「積極的接種勧奨を差し控える」と言ったからです。

積極的接種勧奨を差し控えるとは、極めて分かりにくい役人言葉ですが、要するにその言葉のほのめかすところは、「このワクチンはオススメしません」ということであり、周りの人々もその言葉のインプライ（ほのめかす）するところを理解しました。日本でのHPVワクチンは現在も定期接種のカテゴリーに据え置かれていますが、事実上定期接種ではなくなり、ほとんど接種が止まった状況になってしまったのです。役人は賢《さか》しらに「いやいや、ちゃんと定期接種ですよ。単に『積極的接種勧奨を差し控えている』だけです」と嘯《うそぶ》くでしょうが、こんなおためごかしにごまかされてはいけません。

では、なぜ日本でだけ、ワクチン推奨がなくなってしまったのか。

それは、HPVワクチン接種後の「副作用」が大きく議論されるようになったからです。接種を受けた方の中に、あれやこれやの症状がみられる人がいる。

医師の西岡久寿樹氏などは、これをHPVワクチン関連神経免疫異常症候群（HANS：ハンス症候群）と呼ぶよう提唱しています。彼の説明によると、

「まず、全身疼痛に始まり口内炎、記憶障害、関節炎、学力低下、自律神経障害、睡眠障害などの様々な症状を発症し、その診断に苦慮した医療機関から若年性線維筋痛症、心身反応、心因性疼痛、小児うつ病などの病名で種々な医療機関を受診している」

(http://gumma-hoken-i.com/policy/4954.html)

このようなＨＡＮＳという病気が現存するのか、しないのかはまだはっきりしていません。海外では、ＨＰＶワクチンとＡ型肝炎ワクチンを比較した大規模な比較研究があり、重篤な有害事象発生率は差が見られませんでした(Medina DMR et al. Safety and immunogenicity of the HPV-16/18 AS04-adjuvanted vaccine: a randomized, controlled trial in adolescent girls. J Adolesc Health. 2010 May;46(5):414–21.)。また、デンマークとスウェーデンの99万7千人の女性を2年間追跡した分析では、ワクチン群と非ワクチン群では自己免疫疾患などの合併症に差が見られませんでした(Scheller NM et al. Quadrivalent HPV vaccination and risk of multiple sclerosis and other demyelinating diseases of the central nervous system. JAMA. 2015 Jan 6;313(1):54–61.)。日本でも名古屋のデータを解析したところ、ＨＰＶワクチン接種者と被接種者では有害事象の発生率に差は出なかったのです(Suzuki S, Hosono A. No association between HPV vaccine and reported post-vaccination symptoms in Japanese young women: Results of the Nagoya study. Papillomavirus Res. 2018 Jun;5:96–103.)。

むかし、肺炎球菌ワクチンというワクチンと、Ｈｉｂというワクチンを同時に接種すると、赤ちゃんの突然死が増えるのでは？　という議論が起きました。しかし、これは前後関係と因果関係を混同した一種の「勘違い」だったのです。

赤ちゃんが突然亡くなる「ＳＩＤＳ」という病気がありますが、これは赤ちゃん１万人あたり2、3件みられます（Watanabe N, Yotsukura M, Kadoi N, Yashiro K, Sakanoue M, Nishida H. Epidemiology of sudden infant death syndrome in Japan. Acta Paediatr Jpn. 1994 Jun;36(3):329–32.）。日本ではざっくり毎年１００万人近くの赤ちゃんが生まれていますから、毎年３００件前後のＳＩＤＳが起きる。１日１人くらいです。その赤ちゃんの多くが予防接種を受けるわけで、たまたま偶然、ワクチン接種のあとでＳＩＤＳを発症することだってあるわけです。が、ワクチン接種のあとでＳＩＤＳを発症したからといって、それが原因とは限らないわけです。

昔は妊婦さんにレントゲン検査をするのはダメだ、と言われてきました。放射線の影響で胎児に先天異常が生じるのが怖かったからですが、その後の研究で、例えば妊婦さんの胸のレントゲン写真を撮っても、赤ちゃんには先天異常が増えないことが分かっています。それでも、ぼくらは「絶対に必要」でないかぎりは、妊婦さんのレントゲンはできるだけ撮らないように努めます。もし、赤ちゃんが生まれてきて、そこに先天異常が見られたら、「ああ、あのとき撮ったレントゲン写真のせいで」とお母さんたちが後悔する可能性があるからです。

そこに因果関係がなくても、理解しやすい、非難しやすい原因を見出してしまう……これは人間の心理としては十分に理解できる行動です。そのような心理を勘定に入れてぼくらは医療を行うわけですが、だからといって科学的判断そのものを放棄して良いわけではありません。だから、必要性が高ければ躊躇《ちゅうちょ》なく（同意を得た上で）妊婦のレントゲン検査はやるのです。

というわけで、ＨＰＶワクチン接種後に起きたいろいろな症状がＨＰＶワクチンのせいなのか、それとは無関係な病気なのかは現在も決着がついていません。

「ワクチン以外で、あれやこれやの症状が起きるなんてありえないだろ」とお考えの方もいますが、実はそうではありません。

例えば、「身体化障害」という病気があり、これはまさにあちこちにいろんな症状がでる病気です。ぼくはわりと外来でこの病気の患者さんを診ることがあります。なにかトラウマになるようなイベントのあとで、こうした症状が起きることがあるのです。HPVワクチンという痛みを伴う注射がそのきっかけになる可能性は十分にあるとぼくは思います。

ところで、身体化障害は原因不明、治療法も確立していない病気ですが、患者さんは非常に苦しんでいます。だから、ぼくらは一所懸命頑張って治療するのですが、なかなかすっきりよくならないことも多いです。

誤解してはいけないのは、これは「詐病」、つまり、患者さんが嘘をついているのではないということです。患者さんは実際に痛みや記憶障害やめまいなどに苦しんでいます。

日本医療では、検査主義といいますか、検査を過大に信じ込む悪い癖があります。でも、検査で異常がでない病気なんてたくさんあるのです。うつ病、偏頭痛、不眠症、線維筋痛症などなど。アメリカではこうした「検査で異常が出ない病気」の診断方法や治療方法について、例えば内科研修などでしっかり勉強しますが、日本ではこうしたちゃんとした勉強をしていない医者がとても多い。で、「検査で異常がなかった」「心配ない」と放置してしまう。それでも患者が苦しいと言うと「不定愁訴《しゅうそ》」という名で片付けてしまう。「面倒くさい患者」として、他科の医者に放り出してしまう。これでは患者さんが理不尽に思い、怒るのも当たり前です。

とはいえ、たとえ統計的有意差が出なくても、まれな副作用としてＨＰＶワクチンの後遺症はあるのかもしれない。あるいは、ＨＰＶワクチンそのものが原因ではなく、身体化障害など他の病気なのかもしれない。

この議論に決着はついていません。そもそも「非存在証明」というのは理論的に不可能か、極めて困難なのですから、ＨＡＮＳの存在証明がなされない限り、この議論は永遠に決着がつかないでしょう。

ということは、無意味な論争は止めにしたほうが良いってことです。

要するに病気は病気なのだから、ぼくらは両者を差別する必要はなく、一所懸命患者に尽くせばよいのです。ときどき、医者でもＨＰＶワクチンの「副作用」はあると確信し、「身体化障害などという言葉で片付けないでほしい」と苦言を呈されることがありますが、それは全世界にいる身体化障害患者に実に失礼な話であり、ぼくはこういう無慈悲なセリフを耳にすると非常に腹が立ちます。

いずれにしても、ＨＡＮＳが現存するにしてもしないにしても、ＨＰＶワクチン接種のあとでのそれは稀な現象であり、統計的有意差をもって現れる存在でないことは過去の研究が示しています。よって、大事なのは「そのようなリスクを勘案した上で、得られる利益は十分に大きいか」になります。そして、それは十分に大きな利益です。

ときどき、「子宮頸がんがワクチンで減ったという『エビデンス』はない。よって、それは証明されていない」という人がいます。

しかし、原因が存在しなければ結果は生じません。これは帰納法ではなく、演繹《えんえき》法の問題なのです。

ビルの上に登らなければ、ビルから落ちて死ぬことは絶対にありえない。（ビルの上に登ったヒトと登らないヒトを比較するといった）大規模な比較研究をしなくてもそれは自明なことです。ＨＰＶが大多数の子宮頸がんの原因なのですから、ＨＰＶ感染がなければ（ＨＰＶを原因とする）子宮頸がんは起きないのです。その利益は十分に大きく、ワクチンの小さな副作用のリスクを上回るものです。計算方法にもよりますが、ＨＰＶワクチンで子宮頸がんの６割は予防してくれるという推算もあります（pmhdev. HPV vaccine to prevent cervical cancer. PubMed Health [Internet]. 2017 Dec 14 [cited 2018 Aug 29]; Available from: https://www.ncbi.nlm.nih.gov/pubmedhealth/PMH0072445/）。

インフルエンザ・ワクチンも百万人に1人程度、ギランバレー症候群という神経の病気を起こすことが知られています。女優の大原麗子さんがこの病気になり、お亡くなりになりましたが大変な難病だそうです。それでもインフルエンザ・ワクチンは毎年推奨されます。リスクと利益のバランスとはこうしてとっていくのであり、「リスクの可能性があるから、全否定」という態度は理性的とは言えません。

厚生労働省はHPVワクチンの積極的勧奨を再開すべきです。

もちろん、個々人にはいろいろな健康についての決断をする権利があります。ワクチンを打たない権利もありますから、これは強制接種ではありません。でも、せっかくある健康維持の手段を抑圧するのは行政としては正しい態度ではないのです。

そして、このような間違った態度をとっている行政が世界でも日本だけ、というのがぼくとしては日本人として、なんとも悲しいのです。

知識こそ、最強の武器、性教育

梅毒のところで、ちょっと性教育について述べました。

性教育に限らず、日本では大事なことを学校で生徒に教えないですよね。本当に良くないことだと思います。

では、学校で教えられていない、でも本当は学校で教えなければならないこととは、なにか。

例えば、お金の教育です。お金とはなにか。どうやったら、お金を貯めることができるか。貯めたお金はどこに保管しておくべきか。どういうお金の使い方は良くないか。

実は、ぼくはファイナンシャルプランナー（２級）の資格を持っています。税制とか、為替とか、損益とか、借金とか、ファイナンシャルプランナーはいろんなお金にまつわる知識を持っています。けれども、こういう基本知識は子供のときから学んでおくべきだとぼくは思うんですよね。お金と無関係に生きていくことなんて、ほぼほぼできませんから。

あと、いじめ教育もきちんとしてほしい。「いじめにあわない教育」「いじめない教育」です。

たしかに、文科省がいじめ防止対策推進法を定めましたが、観念的な空文が多くて、実質的ないじめ対策になっていないと思います（罰則規定もないし）。

ぼくは子供のとき、いじめられっ子で、自殺しようと思ったこともあるし、いじめっ子を殺そうと思いつめたこともあります。こういう悲惨が回避されるための学校教育は必須だとぼくは思います。いじめは人生を生きていく希望そのものを無残に奪い取っていきます。生きる希望を失った子供に勉強なんてさせてもほとんど意味がないではないですか。

というか、そもそも現代の日本では大人社会からしていじめ体質です。事務所の言うことを聞かないと「干される」芸能人。政治家のために忖度《そんたく》して文書改ざんや隠蔽を強いられる役人。その役人に小突き回されて、意味のない改革を強いられる大学（ぼくらのことです）。女子だという理由だけで入学を拒絶する大学。

子供のときにきちんと「いじめはなぜよくないのか」を教わらないから、ああいうだらしない大人たちが増えてしまったのだとぼくは思います。受験を勝ち上がっていくテクニックばかりを教わっていて、「いじめをしない、許さない」という観念がビルトインされていません。そういう意味でも教育は大事です。

それから、健康教育。これもできていない。

健康でいるための睡眠、健康を維持するための食事、健康を維持するための運動。逆に、病気になりやすい生活習慣なんかもちゃんと教えるべきです。もちろん、科学的に正しい方法を。

で、この健康教育の延長線上に性教育があるわけです。なぜかというと、性教育の大きな目的に、「健康の維持」があるからです。

では、性教育ができていないと、なぜ健康を損ねるのでしょう。

それは、性感染症と妊娠の問題があるからです。

もちろん、妊娠そのものは病気ではありません。しかし、妊娠にはさまざまな健康リスクがついてまわります。母体にも、子供にも。

「望んでいる」妊娠でしたら、そういうリスクも一種のトレードオフとして受け入れることもできましょう。でも、「望まない妊娠」についてはどうか？　これはトレードオフにはちょっとなりません。妊娠は心身に大きな負担を与えますし、もし人工妊娠中絶をするのなら、これも健康に悪影響を与える恐れがあります。経済的、社会的負担は言うまでもありません。

ですから、「望まない妊娠」における健康リスクについては妊娠してしまう前に学んでおく必要があるのです。よって、性教育は必然なのです。

では、性教育はいつ行われるべきか。それはセックスデビューの「前に」行うべきです。リスクが発生してからリスク教育を行うなんて、ナンセンスですから。

「望まない妊娠」を回避するためには、ちゃんとコンドームとかピルのことを教えなければいけません。自動車の運転を教えるときにハンドルとかブレーキを教えなければいけないのと同様に。

時々、「コンドームという言葉を使わず、性教育の授業をやってください」と言われますが、それは「ハンドルを握らせずに車の運転を教えてください」というようなものです。そして、男女の下半身の縦割りにした解剖図なんかを教えるのです。あんな、解剖図で体の臓器の正式名称を暗記させても、少しも性教育にはなりません。車の断面図を暗記させても（安全に）運転できるようにならないのと同じです。

よく勘違いされていますが、教育の目的は「物知り」を作ることではありません。自分に必要な知識を得て、自分で考え、判断するチカラをつけることにあるのです。

で、性感染症。こちらも様々な性感染症がありますが、やはり、ＨＩＶとか梅毒の知識を提供してもただ「物知り」になるだけです。

で、性感染症にかからない方法を教えなければならない。そのためには、セックスとはなにか、どういうセックスが感染症を伝播するのかを教えてあげなければなりません。ここでもリアリティーがある教育を提供しなければ意味がありません。もちろん、性感染症についてもコンドームはパワフルなツールですから、ちゃんと教える必要があります。

もうひとつ、性教育を学ぶ大切な目的に「他者を知り、他者を理解しようとし、そして他者に対する敬意を持つこと」があります。

男の子は女の子のことを知りません。そして、その逆も然り。しかし、知らないから知らなくてよい、というのはできの悪いトートロジーに過ぎません。知らなければ、理解しようと努力すればよいのです。

日本ではまだまだ男女差別が激しく、女性が社会で活躍できない状態が続いています。前述のように医師の男女差はOECD加盟国で最も激しく、女性医師は日本の医療現場で活躍できないのです。女性医師が無能だからではなく、システムが（有能な）女性医師を活躍できないようにしているのです。

では、なぜ女性医師が活躍できないかというと、家庭での家事や育児をすべて女性に放り出しているからです。

このような差別が容認されないためにも、女性の苦痛や苦悩を聞き取る男性の態度が必要です。女性が男性に差別されるのを許容しない。そういう人権教育を子供のときからやっておく必要があるのです。

ある一定以上の年齢の男性は、女性に対する、まともな口の利き方すら知りません。日本では、初対面の女性に対していきなりタメ口で話しかける無礼な男性のなんと多いことか。こういうことは外国ではほとんどなく、男性は女性に、女性は男性に敬意をもって話しかけます。これも、子供のときにまっとうな教育を受けていない「無教養」のなせるわざなのです。

セックスは双方の合意のもとで成立する営為です。合意もなしにセックスを強要するのがレイプであり、それは許されることではありません（犯罪です）。そういうことを教えるのも性教育の大事な目的です。同様に、セクシャルハラスメントがなぜいけないのか、痴漢や盗撮がどうしていけないのか、性暴力の何が問題なのか、そういうことを教えるのも大事な使命です。

もちろん、これは男性だけの問題ではありません。差別的な態度を取る女性がとても多いのも日本の大きな問題です。

男性の容姿に対する女性のネガティブな言葉は、なぜか社会的に許容されています。デブとかハゲとかチビとか。

また、日本で非常に多くて問題だと思うのが、妻による夫の悪口です。もちろん、逆に夫が妻の悪口を言うこともあるのですが、なぜか妻が夫の悪口を言うほうは、公的に許容されています。場合によっては奨励すらされている印象があります。

もちろん、悪口を言われる夫の問題もあるのでしょう。が、カフェとかで大きな声で自分の夫を悪し様に罵ることが一種の「娯楽」にすらなっている現状は問題です。なによりも、それはその妻自身の品位を貶める行為です。

妻を「愚妻」と呼ぶのは時代遅れです。かつてはそれは謙譲の美徳の表現だったのかもしれませんが、身内を公的に貶めることは現在では見苦しい態度ととるべきでしょう。同様に、パブリックな場で夫をけなす行為もやはり品位の面で許されることではありません。性教育は品位の教育でもあるのです。

ところが、多くの方、とくに年配の政治家などは性教育に批判的です。特に女子に対する性教育に批判的です。

彼らの本音はどこにあるのか。ぼくが思うに、彼らは、女子が性的にウブなままでいることを欲望しているのだと思います。性的な知識を十分に持った少女は好みに合わないのです。これは「処女が偉い」という処女信仰に見事にシンクロしています。

一方、男子が性的な知識を得るのは「常識」とされます。童貞は卒業するのが偉いのです。しかし、一方エロは下品で学校で教えるようなものではない。そこで、男子は別なところで性を学ぶ。どこから性を学ぶかというと、デタラメな情報に満ちたエロ雑誌やアダルトビデオから得るのです。

こうして、性的に間違った知識を得た男子と、性的にウブな女子の間では、性的な上下関係が成立します。性知識におけるラテラリティーが生じるのです。

セックスに及ぶに、男子は女子に「セックスについては任せておけ。オレにしたがえばよい」という態度をとろうとします。女子は性について男子よりも知的に優位な立場にいることが社会的に許されません。本当に性についての知識があるか否かは、本質的な問題ではないのです。女性が性についてウブであるかのように振る舞うことが期待され、男女のヘゲモニーが成立している。そのことが問題なのです。

よって、コンドームによる避妊を望んでもそれはかなわず、経口避妊薬を飲むことも（やや）困難となり、そもそもセックスそのものを望まなくても、ときに強要されてしまう。

まあ、もちろんこのような男女関係は絶対的なものではありません。昔と違い、現在の男性はそれほど女性に対して強権的ではありませんし、女性のほうも男性に傅《かしず》く存在ではありません。

が、日本の教育制度を作っているじーさん、ばーさんたちはそういう古き悪き男性の強権と女性の服従を期待します。よって、頑なに性教育を否定するのです。

お前らには関係ない話だろ、とぼくは言いたいですけどね。

デング熱、怖くはないが、ちと怖い

デング熱は熱帯で蚊に刺されて感染する感染症です。デングウイルスというウイルスが蚊の中にいて、刺されると感染するのです。

デング熱は、海外ではそれほど珍しい病気ではありませんが、日本にはウイルスがいないので、感染の心配はありません。日本では東南アジアで感染し、これを国内に持ち込んで発症、というパターンが多いです。

デング熱は潜伏期間が短いのが特徴で、現地や飛行機の中で発症する人も多いです。これがマラリアとの違いです。マラリアも蚊に刺されて発症する病気ですが、潜伏期間がデングよりもずっと長く、数週間単位なことが多いです。

マラリアにはアーテミシニンなどの治療薬があります（145ページ参照）が、デング熱にはこれという治療薬はありません。けれども、幸いデング熱の多くは勝手に自然に治ってしまいます。

なので、そんなに心配しなくてもよいのですが、繰り返しデングウイルスに感染すると、出血熱といって重症感染症になることもあります。こうなってしまうと、デングもけっこう怖い感染症なのですが、とはいえそもそもデング流行地に住んでいる人の多くは、デングに何度も感染しているので、これとてそう極端に怖がる必要はありません。デング熱の治療薬はありません。が、デングウイルスに対するワクチンは最近開発されています。

ところが、このワクチンの効果は微妙でして、効くといえば効くけれども、人によってはワクチン接種でかえって重症化する人もいることが分かってきました（Sridhar S, Luedtke A, Langevin E, Zhu M, Bonaparte M, Machabert T, et al. Effect of Dengue Serostatus on Deng ue Vaccine Safety and Efficacy. N Engl J Med. 2018 26;379(4):327–40.)。

というわけで、デング熱のワクチンをどう扱うかについては、まだ定まった意見がありません。対応は難しいってことです。

デングは国内にはいない、と申し上げましたが、では国内流行が起きないかというとそんなことはありません。

例えば、２０１４年には海外から持ち込まれたデングが国内で流行しました。なぜ、流行したのか。デングはヒトヒト感染はせず、蚊を媒介しなければならないのですが、日本にいるヒトスジシマカ（いわゆる、ヤブ蚊です）もまたデングウイルスを媒介できるのです。だから、デングウイルスが国内に入り、患者が感染し、その患者の血をヒトスジシマカが吸ってしまうとさらなるデング患者が発生してしまいます。このため、２０１４年に公園にいる蚊でデング患者が続出した東京ではちょっとしたパニックが発生してしまいました（https://www.niid.go.jp/niid/ja/kansennohanashi/238-dengue-info.html）。このときは、海外のエボラも話題になっていたので、日本全体が軽い感染パニックに陥っていたのです。

とはいえ、幸い、蚊の中にいるウイルスは越冬できません。よって、冬を越えたら事態はリセット。デングウイルスの存在しない日本で仕切り直し、ということになるわけです。2014年はデング、デングと大騒ぎしましたが、自然治癒する、越冬しないデングに対してそんなに過度に焦る必要はなかったのです。

しかし、そうそう話はうまくいくのかな？　という疑問も呈されています。

ひとつは、地球温暖化でデング熱の流行地域が増えていることです。ヤブ蚊の存在する「夏」のエリアが温暖化で広がり続けているのです。そのため、デング熱の患者とその地域は今後どんどん増えていくものと予想されています（Murray NEA, Quam MB, Wilder-Smith A. Epidemiology of dengue: past, present and future prospects. Clin Epidemiol. 2013 Aug 20;5:299–309.）。

もうひとつ、温暖化の影響を考えるべき事態があります。それはウイルスの「越冬」です。

もし、冬が短くなり、1年間での蚊の活動期間が延び延びになってしまうと、ヒトスジシマカのボウフラ内でのデングウイルスの「越冬」のリスクを考えなくてはいけないのです。秋が深まっても蚊に刺されること、ありませんか？　この温暖化で蚊の生態も変化し続けているのです。

もしウイルスの越冬が可能になれば、恒常的にデングの流行が長年にわたって起こるかもしれません。

そもそも、日本では1942年にデング熱の流行が起きており、これは1945年まで続きました。このことは日本でも条件が整えばデングウイルスを持つ蚊やボウフラが「越冬」でき、次の年にも同じように流行させていた可能性を示唆しています（高崎智彦 デング熱研究の歴史とデング熱流行2014 第43回 獣医疫学会学術集会 https://www.jstage.jst.go.jp/article/jve/19/1/19_1/_pdf）。

というわけで、現段階では、日本でヤブ蚊の中にいるウイルスは越冬しないというのが定説ですが、この1942-45年のデングの流行を考えるとき、ぼくは「本当にそう言い切っていいのかな」と心配になります。

油断は禁物ってことです。そして、定説はあくまでも「説」に過ぎず、それが正しいという絶対的な保証はないのです。医学というのはそういうものです。

と、いうわけで、ぼくのデング熱に対する態度はとてもアンビバレントなものです。アンビバレントというのは、両方の感情をもっていますよってことです。怖い、という感情と、さして怖くないな、という感情です。

デングは怖くない。自然に治るし、大流行も起きそうにない。多分、越冬もしないからたとえ国内流行してもひと夏の恋、じゃないや、ひと夏の流行で終わってしまう可能性が高い。まあ、ギャーギャー騒ぎ立てたり、パニックになるようなものではない。

しかし、デングは怖い。二度目の感染で重症化することがある。越冬はしないと言われていたけれど、実はするのかもしれない。温暖化の現在においては、それはわりとリアリティーのある仮説です。よって、日本でウイルスが土着化して、毎年流行するような感染症になるかもしれません。

1990年代まで北米に存在しなかった「西ナイルウイルス」は1990年代後半に突如、鳥を介してアメリカ大陸に入ってきて、またたくまに全米に広がってしまい、そのまま土着の感染症になりました。ニューヨークで最初の流行が起きたのですが、そのとき内科研修医をしていたぼくにとっては非常に思い出深い感染症でもあります。西ナイルウイルスがアメリカで起こしたような「土着化」が、温暖化の日本でのデングで起きるのか。起きる可能性は、わりとあるとぼくは思います。

うーん、というわけで、デングをどうしよう、問題はわりとやっかいなのです。パニックになっちゃダメだけど、のんびり看過してもダメ。ま、大抵の問題はそうなんですけどね。

致死率の、高いエボラも、対峙可能

みなさん、エボラ出血熱のことを覚えていますか？

エボラ出血熱はエボラウイルスというウイルスが起こす感染症です。「出血熱」というからには出血すると思いきや、実は出血は1％程度の患者にしか見られません。むしろ、熱と嘔吐、下痢が特徴の病気です。ものすごい量の嘔吐と下痢で体液がどんどんなくなっていき、脱水で死んでしまうのです。非常に死亡率が高いのが特徴です。

エボラ出血熱は1970年代のザイール、今のコンゴ民主共和国（DRC）で見つかった病気です。ここにある川の名前が「エボラ」だったので、こういう名前がつけられました（Gholipour B. October 9 SW|, ET 2014 06:07pm. How Ebola Got Its Name [Internet]. Live Science. [cited 2018 Jun 18]. Available from: https://www.livescience.com/48234-how-ebola-got-its-name.html）。その後も、この地域では小さなエボラの流行が起きては収まり、起きては収ま

りを繰り返していたのです。

たしかにエボラは致死率の高い、恐ろしい病気です。しかし、それは遠く離れた中央アフリカの、いわば僻地で流行を繰り返す風土病みたいなもので、日本を含む先進国などの人たちから見れば、ほとんど「関係ない病気」でした。

これが、一変したのが2014年です。

このときは、なぜか中央アフリカではなく、西アフリカでエボラが流行しました。もともとアメリカの植民地だったリベリア、イギリスの植民地だったシエラレオネ、そして、フランスの植民地だったギニアなどでエボラ出血熱が流行したのです。しかもそれは、かつてないほどの大規模な流行で、たくさんの患者が発生したのでした。

西アフリカ諸国といってもほとんどの人にはピンとこないでしょう。ギニアとシエラレオネとリベリアの位置関係も判然としない読者がほとんどなのではないでしょうか。

かくいうぼくも、シエラレオネに実際に行くまではその程度の認識しかもっていませんでした（後述）。要するに、遠く離れた国々のことなど、ぼくらはほとんど知らないし、興味もないということなのです。

このことは、極東の日本のことなど、ほとんどの国の人たちはまったく気にしていないこと「も」意味しています。ぼくらがシエラレオネ、どこそれ？　くらいの認識しか持てないように。多くの人たちは日本と韓国と北朝鮮と中国の明快な区別はついていないでしょう。また、「どれも似たようなもんだ」と思っているのです。嘘だと思ったら、リベリアとシエラレオネの違い、いくつ言えるか数えてみてください。

閑話休題。

これまではアフリカの風土病で片付けていたエボラが、２０１４年にはものすごい規模で西アフリカで流行しました。

これは世界的な大問題にもなりました。現地に調査や救助のために入っていった先進国の人たちもそこでエボラウイルスに感染し、エボラ出血熱を発症し、場合によっては死亡に至ったからです。アメリカではアフリカで感染し、帰国後入院していたエボラの患者をケアしていた看護師が感染してしまいました。これまた国中が大騒ぎとなりました（Second Texas Ebola case announced. BBC News [Internet]. 2014 Oct 15 [cited 2018 Jun 18]; Available from: https://www.bbc.com/news/world-us-canada-29628622）。

アメリカは危機対応に優れた国だと思われがちで、まあそういう優れた部分もあるのですが、けっこうパニックには弱くて、すぐに要らん大騒ぎをします。

ぼくは1998年から2003年までアメリカに住んでいましたが、とくに2001年の9月11日の同時多発テロ以降は酷いパニックでした。そのためにたいした根拠もなくイラクに戦争仕掛けようぜ、という話になり、当時のブッシュ大統領の支持率は90％以上に跳ね上がり、戦争なんてやめとこうよ、などという意見を言おうものなら、ものすごい剣幕で怒られたのです。「お前、非国民か？」と。ま、非国民だったんですけど（笑）。

ま、余談はさておき、こんな具合にグローバル社会になり、人の移動が容易になり、アフリカの一地方の感染症が、世界中に影響を与える大問題になったのです。

これは、2002年からアジアなどで流行した呼吸器感染症SARS（重症急性呼吸器症候群）、MERS（中東呼吸器症候群）、鳥インフルエンザなどでも同じです。そうそう、2009年にメキシコで始まった「新型」インフルエンザもまた、地域で発生した感染症がグローバルな問題に転化したものでした。

というわけで、日本でも当時エボラ問題は大きな問題になり、テレビや新聞でも大々的に取り上げられました。最近は、ニュースの賞味期限がどんどん短くなり、ちょっと前の大ニュースがすぐに忘れ去られてしまいます。思い出しましたか？

たしかに、死亡率が非常に高いエボラウイルス感染症が日本で発生したら、大変なことになります。エボラは「ヒト－ヒト感染」といって、患者さんから他のヒトにウイルスが伝播していきます。たった一人の感染者が日本国内に入ってくるだけで、そこから感染が流行する可能性があるのです。

そのため、アフリカから帰国した後に発熱した方が、エボラの指定病院に検査目的で緊急入院すると、NHKなどはニュース速報で「疑い患者入院」と報じました。

結局このアウトブレイクで3万人近くの感染者と1万人以上の死亡者が発生したのでした。21世紀最大の感染症アウトブレイクだったと言ってよいでしょう。幸い日本では感染者は一人も発生しませんでしたが（WHO | Ebola outbreak 2014-2015 [Internet]. WHO. [cited 2018 Jun 18]. Available from: http://www.who.int/csr/disease/ebola/en/）。

ところで、ぼくは2014年12月から翌年1月まで、だいたい1ヶ月位シエラレオネでエボラ対策をしていました。

渡航前には、日本にいる多くの方にとても心配されました。そんなにエボラが流行しているところで、感染のど真ん中に行って、自分がエボラになったらどうするんだ？命は惜しくないのか？

ま、もちろんぼくだって命は惜しいです。それに、不安がなかったわけではありません。

けれども、そんなに不安ではなかったです。

なぜならば、エボラウイルスの感染経路をぼくがしっかり理解していたからです。基本的に、エボラの感染経路は患者との直接接触によります。その患者の体液と接触することで感染が成立してしまいます。

逆に言えば、患者との直接接触がなければ、エボラに感染することはない。蚊に刺されて感染することもないし、空中を漂ったウイルスを吸い込んで感染することもない。

みなさんも、テレビとかでエボラを治療するときの宇宙服みたいなガチガチの白っぽい服を見たことがあるでしょう。あれをＰＰＥといいますが、患者に触るときだけ、あいうガチガチの防護服を着るのです。直接患者に触り、ウイルスがうつるのを防ぐために、患者と医療者の間にＰＰＥという遮断措置を行うわけです。

このようなＰＰＥはシエラレオネに滞在している間ずっと着用しているわけではありません。そもそも、こんな暑苦しくて動きにくい服は、まあ1時間位しかもちません。一度、治療ユニットの中にたくさんの患者さんが増えすぎたために1時間30分位、ＰＰ

Eを着たままで作業（診療）していたことがありましたが、まあ、本当にしんどかった。

これまた余談ですが、このときに患者さんの点滴が外れてしまい、その出血が欧州某国の看護師さんの体に飛んできました。国際赤十字から派遣された方だったのですが、かわいそうに悲鳴を上げてうろたえていました。翌日、検査のために帰国されたと聞きました。まあ、そんなわけでときにはそういうアクシデントもあり、致死率の高いエボラによる「院内感染」はありえない話ではありません。

けれども、逆に言えば、そういう治療ユニット（エボラ治療ユニット、略してETUなどと呼びます。別にジャイキリは関係ないのですが、多分分かる人は少ないですね……）の外にいるときは、PPEも着なければ、特別な防護をするわけでもありません。マスクも着けません（空気からは感染しませんから）。まあ、人と人との接触が危ない、というわけで、握手はご法度となり、人と挨拶するときは肘と肘とをつけて挨拶していました、自分の肘は触らないですからね……あまり。

要するに、患者のいるユニットでは徹底的なPPEで身を守り、その他の場合はほとんど何もしない。こういうメリハリのある対応をしていたわけです。これも感染経路を理解しているからできたことです。アフリカにいる間、ぼくがエボラに感染することをそんなに心配しなかったのはそのためです。これはぼくだけではなく、先進国から現地に赴いたほとんどの専門家たちの見解でもありました。

もっとも、このＰＰＥには弱点がありました。顎のところがあまり見えないんです。ファスナーを顎のところまで上げるのですが、ここで手袋が素肌にあたってしまうことがあります。手袋にウイルスが付いていると、ここから感染しかねない……。

というわけで、ぼくはアフリカ滞在中まったく髭を剃りませんでした。ひげ剃りで顎を傷つけ、そこからウイルスが入ってくるのが怖かったのです。この期間だけヒゲが伸びてるのですが、ぼく、毛深くないので、髭剃りしなくても漫画の中国人みたいにちょび髭にしかなりません。

とはいえ、本当に怖かったのはエボラではなくて他の感染症。例えば、マラリアとかでした。だから、マラリア予防薬はちゃんと飲んでいました。まあ、前述のようにマラリアにはアーテミシニンのようなよい治療薬があるので死んだりはしないのですが。

どうしてマラリアが怖かったかというと、帰国後のパニックと風評被害が怖かったからです。なにしろ、発熱して検査入院だけでＮＨＫが速報ニュース流してましたからね。マラリアになって「神戸市在住の医師がエボラ疑いのため緊急入院」なんてニュースが流された日にはたまりません。それってオレだってもろバレじゃん。

だいたい、エボラかどうかを確認してから報道すれば十分なので、速報なんてしても感染対策にはならないんですよ。マスコミが大騒ぎするネタがほしいだけなんです。でも、こういう無意味な「速報」はプライバシーの甚大なる侵害ですから、次にエボラ流行が起きたときは、メディアにはもう少し理性的に振る舞ってほしいものです。前述のように日本にエボラが入ってきても、ちゃんと対策すれば大丈夫なのですから。もちろん水際なんとかも無意味です！

近藤誠氏『ワクチン副作用の恐怖』批評

近藤誠氏の『ワクチン副作用の恐怖』（文藝春秋、以下『恐怖』と略す）を読みました。

放射線医学が専門である近藤氏がワクチンを論ずるのはこれが初めてではありません。これまでも何度もワクチンの問題を取り扱っています。例えば、近藤氏は2001年に「インフルエンザワクチンを疑え」という論考を発表しています（『文藝春秋』2001年2月号）。私は当時ニューヨーク市で内科の研修医をしていましたが、この論考の科学的瑕疵《かし》を指摘したことがあります（岩田健太郎『正論』2001年5月）。

近藤氏が予防接種や感染症の専門家ではないから、この領域を論じてはいけないとは思いません。

専門家であれ、非専門家であれ、思想の自由、表現の自由は十全にあります。専門家故に見落としてしまうような大事なポイントを、非専門家が岡目八目《おかめはちもく》で指摘できることも少なくありません。

大切なのは「誰が書いているか」ではなく「何が書かれているか」です。内容の妥当性だけが重要なのです。

では近藤氏の『恐怖』の妥当性はどのくらいあるか。その点を私は論じようと思います。

近藤氏の『恐怖』の大きな主張のひとつは「グラフを見ると、ワクチンの導入以前から対象感染症の死亡率は下がっている。だから、ワクチンに意味はない」というものです。近藤氏はワクチンの有効性そのものを否定しているわけではありません。しかし、ワクチンがなくても病気のリスクは下がっているわけだから、その「〝必要性〟は疑わしい」（4頁）というのです。

近藤氏の主張には首肯すべき点があります。例えば、彼が例示する結核のワクチンであるBCGです。

確かにBCGの効果は非常に限定的です。他方、結核については確立した治療法（抗結核薬）があり、早期診断法があり、予防法（潜伏結核の内服治療）もあります。

BCGがなくても結核対策は可能か。私の意見は、実は「イエス」です。近藤氏が指摘するように欧米諸国の多くではBCGは推奨予防接種のプログラムに入れられていいません。私には2人の娘がいますが、実はふたりともＢＣＧは接種していません。他の定期接種ワクチンはすべて接種していますが。これは、私たち両親がＢＣＧの「必要性」を認めなかったからです。

よく誤解されていることですが、日本の「定期接種」プログラムには接種義務はありません。予防接種を拒否する権利は十全にあるのです。

このことは近藤氏もこう指摘しています。「定期接種や勧奨というのは『国はワクチンをお勧めするけど、命じているわけではない。打つかどうか決めるのは、本人もしくは親なので、なにか不都合が生じたら自己責任ですよ』という意味です（ワクチン事故・自己責任の原則）」（5頁）。

ただし、近藤氏は指摘し忘れているか、意図的に無視した点があります。

それは、定期接種を拒否して、そのために予防できるはずだった感染症に苦しんだり、命を落としたとしても、それもまた自己責任ですよ、という事実です。この事実はとても重たい事実なので、決して看過してはいけません。

一般的にリスクは双方向的です。Ａを行うという選択肢と行わない、という選択肢の2つがある場合、両者には必ず何らかのリスクが伴います。リスクゼロという選択肢はありえないのです。

予防接種には必ず副作用というリスクが伴います。一方、予防接種を拒否する場合には、その予防接種が防御する感染症のリスクが伴うのです。

そして、リスクを検討するときの大原則は、すべての選択肢の、それぞれに伴うリスクを公平に吟味することです。あるリスクは過大に評価し、別のリスクを過小に評価するのは間違ったリスクへの対峙法です。

近藤氏はワクチンのリスクには言及するけれども、ワクチンを接種しないリスクについては看過したり矮小《わいしょう》化しています。すなわち、正しいリスク対峙ができていないのです。

近藤氏が主張する「ワクチン導入前から病気のリスクは下がっている。だから、そのワクチンには必要性はない」は、ＢＣＧに限定して言えば正しいと私は思います。しかし、近藤氏はこれを麻疹や破傷風など、他の病気にも全面的に応用しています。

これは間違った論拠に基づく間違った結論です。その根拠をこれから述べます。

どんな病気でも、「これひとつ」な対策方法はありません。特に決定的な対策法がないときはそうです。あれやこれや、いろいろな対策を試しに試して、決定的な方法が発見、発明されるまで医療関係者たちは頑張ります。

代表的な例に、エイズがあります。

エイズはＨＩＶというウイルス感染による病気ですが、１９８１年に発見されました。発見当時は１００％死に至る病と考えられ、実際多くの患者さんが命を落としてきました。

ほどなく、エイズは血液や性交渉が感染の原因と分かりました。私は医学生だった１９９２年からエイズと対峙し始めたのですが、当時は感染予防の啓発やコンドームの推奨などを行っていました。有効な治療法が存在しないので、予防を徹底する以外に手段がなかったのです。しかし、啓発にもかかわらず、新しい患者は次々と発生し、そして亡くなっていきました。

エイズは免疫能力が弱くなる病気で、他の感染症やがんになって死んでしまいます。そうした日和見感染症と呼ばれる病気の予防薬を飲む方法ができてから、エイズの合併症はだんだん少なくなりました。それでも、予防薬だけでは患者さんが亡くなっていくのを食い止めるには不十分でした。

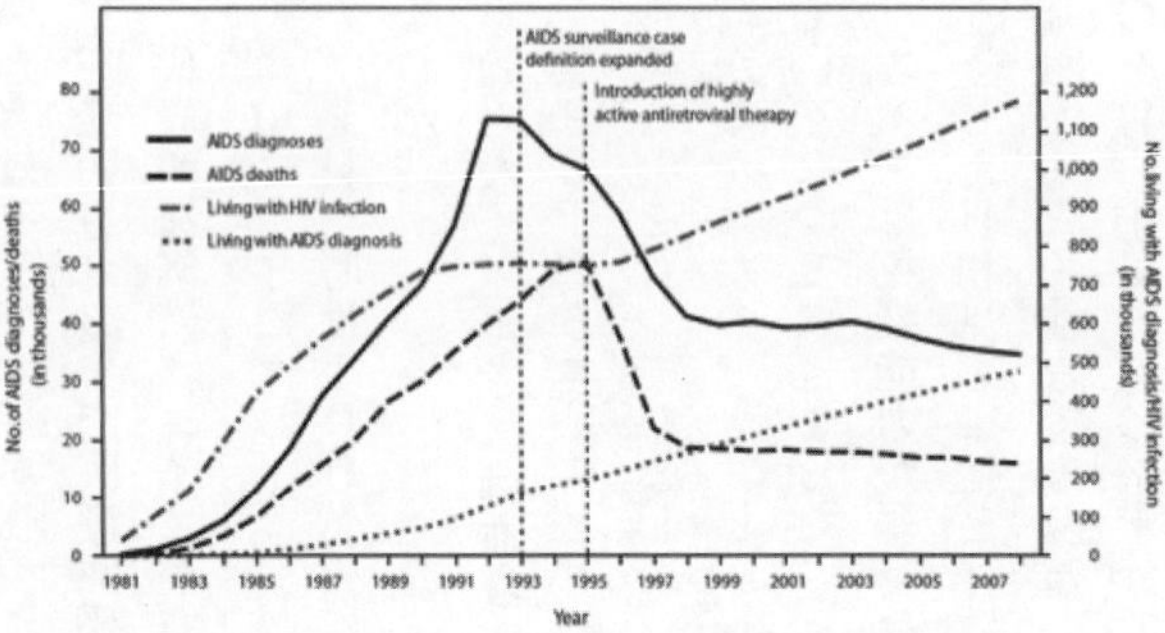

https://www.cdc.gov/mmwr/preview/mmwrhtml/mm6021a2.htm

１９９５年に効果的なウイルスの薬を組み合わせて使う治療法が使われるようになり（ＡＲＴといいます）、エイズの予後は劇的に改善しました。患者さんは薬を飲みながら外来で治療を受け続けます。ＡＲＴを続けていれば、ＨＩＶ感染者はＨＩＶ感染のない人くらい長生きができると見積もられています。もはやエイズは「死に至る病」ではないのです。

さて、ここに米国ＣＤＣが作ったグラフがあります。米国におけるエイズ患者の年次推移です。

エイズが発見されたのは米国です。そしてこの病気に最も苦しんできた国でもあります。その米国で、ＡＲＴが使われるようになったのは前述の通り１９９５年。しかし、それより数年前からエイズの発症は減り始めていました。これは前述の予防薬などがある程度の効果を示してきたからです。

しかし、なんといってもパワフルだったのはARTです。1995年以降、エイズ患者の死亡が劇的に減ったのがグラフからも分かります。

私は1998年から2003年まで米国ニューヨーク市で研修医をしていました。98年にはまだ多くの病院で「エイズ病棟」があり、多くの患者さんがいろいろな合併症のために死んでいました。しかし、2003年にはそのような入院患者は激減し、エイズ病棟の多くは閉鎖され、ほとんどの患者さんは外来で通院する患者さんとなりました。

何が申し上げたいかというと、「それ以前にリスクが減少傾向だった」という根拠を使って、その後に開発された医療技術を全否定する根拠にはならない、ということです。

後述しますが、近藤氏が指摘するように、多くのワクチンはその導入前から患者さんが減少しています。あれやこれや、医療関係者たちが必死になって対策を考えたからです。しかし、そうした対策のどれも決定的なものではなく、ワクチンが使用されるようになって初めて決定的な効果が見られるようになりました。

典型的なのは麻疹です。麻疹ウイルスは空気感染といって非常に感染力が強く、その防御は容易ではありません。麻疹ワクチンの徹底的な接種によって、ようやく麻疹は制圧可能になり、排除すら想定できる病気になったのです。

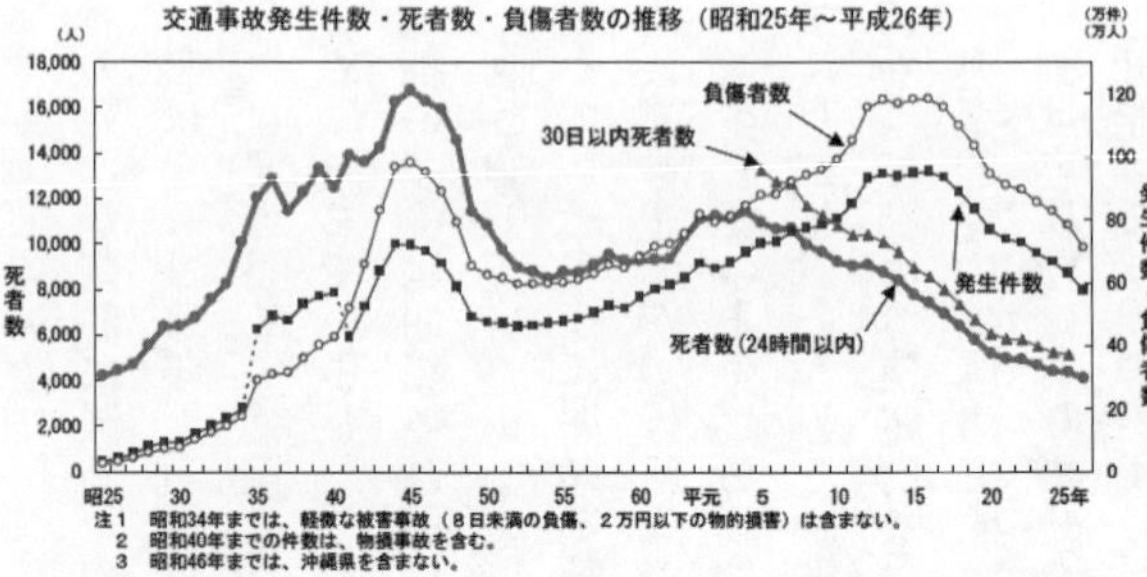

全日本交通安全協会ホームページより。
http://www.jtsa.or.jp/topics/T-254.html

警察庁によると、日本の交通事故死者数は平成以降どんどん少なくなっており、一時は年間1万人以上いた死亡者が4千人以下にまで減っています。

さて、2012年から16年にかけて交通事故で亡くなった6歳未満の子供は56人、その7割近くは法で義務付けられたチャイルドシートを使っていなかったそうです（朝日新聞2017年9月14日 http://www.asahi.com/articles/ASK9F45XLK9FUTIL01R.html）。警察庁はこれを受けてチャイルドシート使用徹底を呼びかけています。

「すでに交通事故死はチャイルドシートの法制化（2000年）以前から減っているんだ。だから、チャイルドシートの必要性はない」

これは近藤氏の主張のもつ論理構造です。もちろん、間違った論理であることは言うまでもありません。

さて、ここからは各論的に各ワクチンに対する近藤氏の主張を検討してみましょう。

ただし、天然痘については、現在は特殊事例以外には接種されていないのでここでは割愛します。私も２００１年の炭疽《たんそ》菌バイオテロ事件のときに天然痘ワクチンを自ら接種しました。（近藤氏が指摘する）ワクチンの副作用も拙著『バイオテロと医師たち』（筆名最上丈二、集英社新書）で詳述したので、興味のある方はそちらを参照してください。

最初に肺炎球菌ワクチン（23価のニューモバックス）です。

高齢者などに推奨されるこのワクチン。近藤氏は『ＢＭＪ』という雑誌に掲載された論文について、有効性は示したが、副作用情報がないという理由で「ワクチン論文としては失格です」と批判します（22頁）。

しかし、この論文では「接種後の重篤な副作用は発生しなかった（No serious side effect occurred after vaccination）」という記載があるので「情報がない」というのは事実に当たりません（BMJ 2010;340:c1004）。

本研究では肺炎球菌による肺炎の死亡率はワクチン接種によって減っています。ワクチンのリスクと利益を天秤にかけた場合、少なくとも本論文から導き出せる結論は「ワクチンの利益のほうが大きい」となるべきでしょう。

もっと深刻な近藤氏の間違いは「総死亡数」についての主張です。「総死亡数」とは肺炎以外の、他の病気や怪我などを理由にした死亡数すべてを数え上げることです。近藤氏は「ワクチンを接種したほうが、総死亡数が九人もふえています」(24頁)と述べていますが、これは医学を学んだ者のコメントとはいえません。死亡を比較する場合、死亡者数そのものを比べるのではなく、死亡「率」を統計的に分析しなければならないからです。

二群の死亡率の違いは「まぐれ」による違いなのかもしれません。その誤謬《ごびゅう》の可能性を訂正するために統計的な解析を必要とします。本研究では、総死亡率に関するワクチン接種群と非接種群の死亡率には統計的な有意差はありませんでした(これを論文ではP=0.4656と表現している)。統計的な有意差の意味の解釈は難しいのですが、少なくともこのデータを元に「肺炎球菌ワクチンは無効かつ有害」(同頁)と判断することは絶対にできません。近藤氏はこの点、医学者としてはありえないくらいの重大な誤謬を犯しています。

細胞や動物を用いた基礎医学実験と異なり、多様性のある人間を対象とした臨床試験は結果の再現性が乏しいのが問題です。ある研究では有効とされた治療が、別の研究では無効とされる。よくある話です。

ですから、自分の主張に都合の良いデータだけつまみあげて、「ほれみろ、俺の言っていることは正しいだろが」と主張する輩が後を絶ちません。近藤氏は20年近く前の臨床試験をピックアップして「この研究では肺炎は減らなかった」と肺炎球菌ワクチンの効果を否定しています（27頁）。しかし、このような選り好み的なやり方は誠実な医学的吟味とはいえません。

よって、世に出ている医学論文を徹底的に探し出し、まとめて検証するというメタ分析が、それも最新のメタ分析を用いるのが誠実な態度です。例えば最新の、２０１７年に発表されたメタ分析では、23価の肺炎球菌ワクチンはＩＰＤと呼ばれる重症の肺炎球菌感染症と肺炎球菌による肺炎の両方を減らしていることが分かりました（Plos One. 2017;12:e0169368）。どうせ引用するならこちらを引用するほうが誠実だったでしょう。

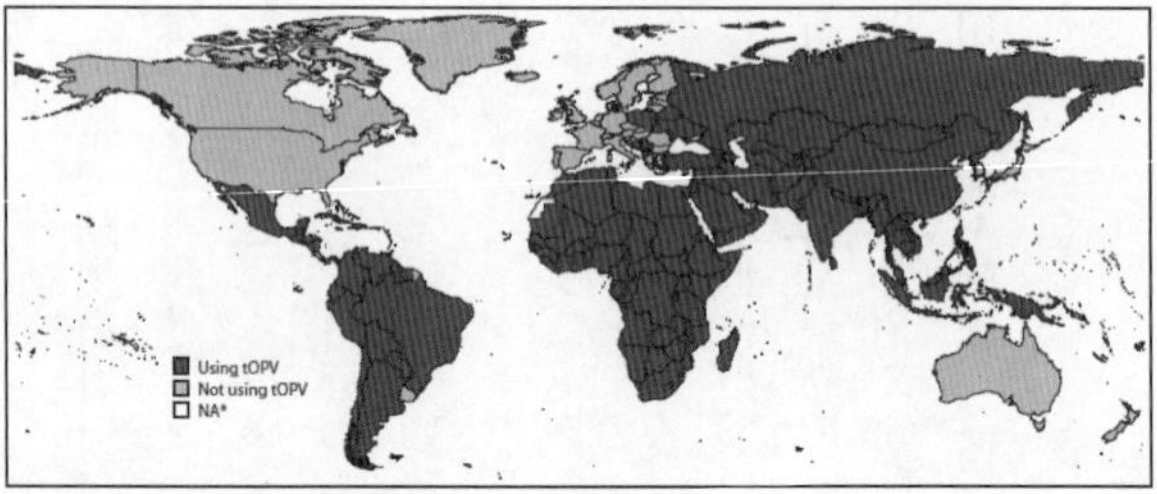

黒が経口生ワクチンを使っている国。灰色が使っていない国。
2015年。米国CDCより。
https://www.cdc.gov/mmwr/preview/mmwrhtml/mm6425a4.htm
閲覧日　2017年11月8日

次にポリオです

近藤氏のポリオワクチンの有効性に関する評価は概ね正しいです。ポリオワクチンには生ワクチンと不活化《ふかっか》ワクチンがあります。生ワクチンは効果が高いですが、そのワクチンそのものがポリオの原因になってしまうという重大な副作用が問題です。不活化ワクチンのほうがより安全ですが、こちらは生ワクチンよりも有効性が乏しい。

現在は日本に天然のポリオウイルスは存在しません。長年の懸案であった不活化ワクチンもようやく定期接種に組み込まれ、ポリオの生ワクチンの副作用に苦しむこともなくなりました。

近藤氏は、ポリオはパキスタンとかアフガニスタンでしか発生していないのだから、日本で不活化ワクチンを接種するのも無意味だ、と主張します。一見、論理的に見えるこの主張ですが、実は間違いです。

なぜなら世界ではまだたくさんの国で経口生ワクチンを接種しており、このワクチン自体がポリオを発生するリスクがあるからです。たくさんの外国の方が日本を行き来するグローバル化の現代において、これは看過できないリスクです。

現在、世界では経口ワクチンから不活化ワクチンへの移行を進めています。将来的に自然界のポリオが撲滅され、また生ワクチンの使用者もいなくなることでしょう。そのときには近藤氏が主張するように、不活化も含めてポリオワクチンは不要となるでしょう。かつて天然痘ワクチンがそうであったように。

しかし、今はまだその時期ではない、ということです。


次に麻疹です。

近藤氏は概ね麻疹ワクチンの有効性については正しく論じています。ただ、ここでもリスクを双方向的に見ていません。

すなわち麻疹ワクチンについては「まれではあっても、脳障害のような重大な副作用が生じる」からよくないといい（38頁）、麻疹そのものについては死亡数がゼロ近くまで落ちているのだから気にしなくてよいと主張します。実は麻疹ウイルスそのものも、「まれではあっても」亜急性硬化性全脳炎（SSPE）と呼ばれる重大な脳の合併症を起こすのですが、そちらは無視なのです。SSPEはほぼ前例が死に至るか機能廃絶をし、治療法もない重大な病気です。

近藤氏が指摘するように、日本はまだ海外からの輸入麻疹に苦しんでいます。麻疹ワクチンは1回接種するだけでは効果が不十分で、2回接種しなければなりません。日本では行政制度の不備のためにきちんと2回接種していない人が多いのです。2回目の麻疹ワクチンは5－7歳で接種するよう勧められていますが、P.239の図のようにそれ以上の年齢で2回接種をしていない人がどの世代でも相当数います。これは日本では「キャッチアップ」というスケジュールを過ぎたあとの追加接種の制度を持たないことが大きな原因です。

次に風疹です。

風疹についても、近藤氏はやはりワクチンの効果は認めています。が、先天性風疹症候群（CRS）が問題になるのは女性だけだから、女性だけがワクチンを打てばよいと

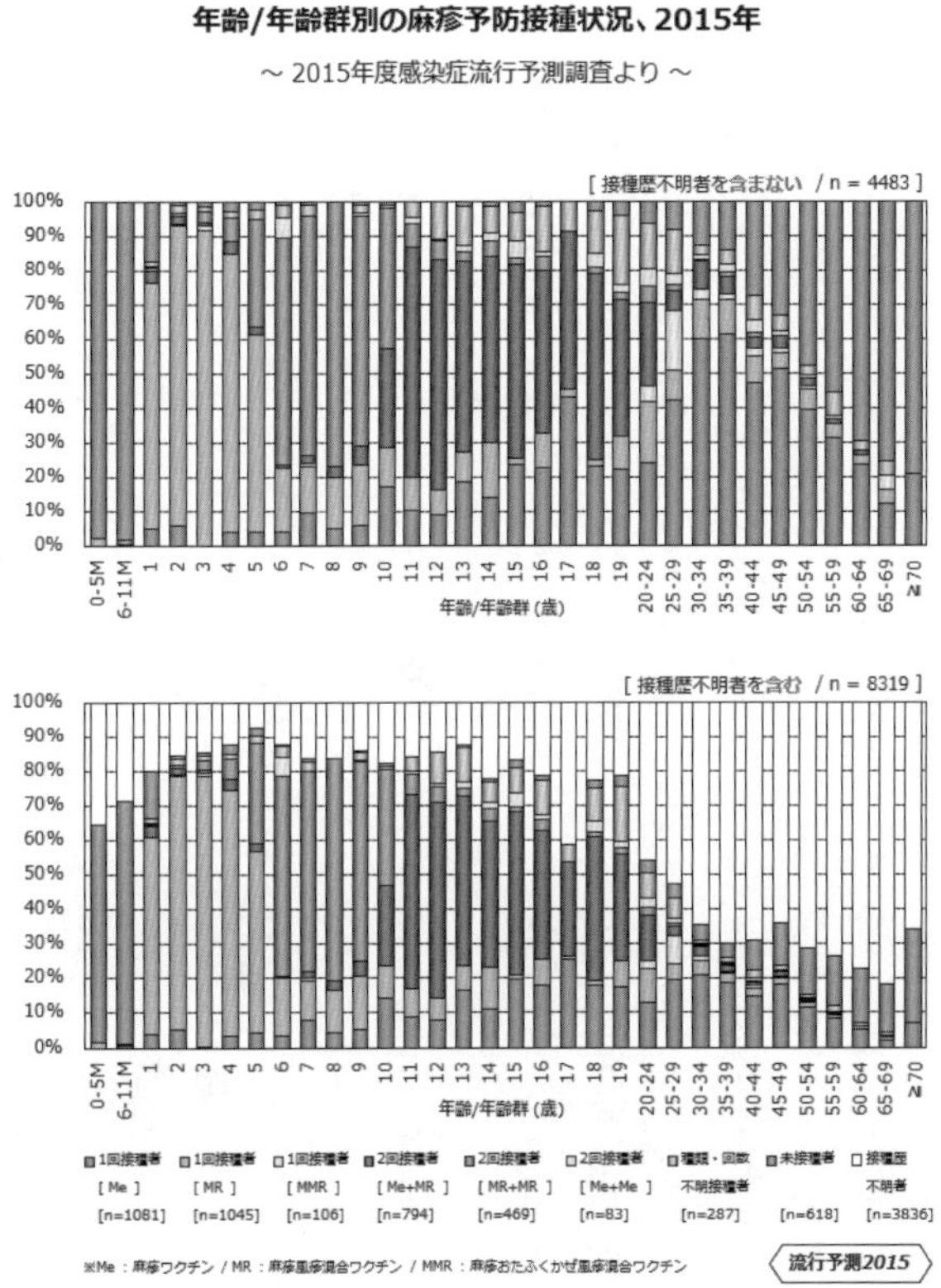

国立感染症研究所より。
http://www.niid.go.jp/niid/ja/y-graphs/6416-measles-yosoku-vaccine2015.html　閲覧日2017年11月８日

主張します（41頁）。

しかし、CRSを防ぐ責任は当然男性にもあるわけです。ワクチンは周りの接種者が増えれば増えるほど、集団全体が病気にかかりにくくなる性質があります。いわゆる「群れの免疫」です。ワクチンといっても100％完全な防御能力があるわけではありませんから、ワクチンを打った女性でも風疹にかかることはあります（このことは近藤氏自身が『恐怖』で指摘しています）が、ワクチンを打っていないよりもずっとかかりにくくなっているわけです。よって、周辺の男性が免疫をつけることで女性とお腹の赤ちゃんを守ってあげるのは理にかなっている。

そもそも昔は日本でも女の子だけに風疹ワクチンを接種していたんです。近藤氏と同じロジックを使って。それでもCRSが撲滅できないから1995年以降、現在のように男女ともに予防接種を受けているわけです。前述のキャッチアップの制度が日本になかったためにまだ十分な接種率になっていませんから、日本では今でもCRSが撲滅できていません。

だから、近藤氏のように根拠なく「昔にかえれ」というのは理にかなっていません。

次に、百日咳、ジフテリア、そして破傷風です。これらはまとめて「三種混合ワクチン（DTaP）として定期接種で予防する感染症です。

近藤氏は、やはり前述の「ワクチン導入以前から病気は減っていた」論を使って、ワクチンの必要性は乏しいと主張します。このロジックは間違っていることはすでに述べました。

実際、麻疹とか百日咳などは、現在でも予防接種を打っていないと再び流行が起きてしまうのです。例えば、伝統的に予防接種を受けてこなかったアーミッシュと呼ばれる人たちの間で百日咳や麻疹の流行が起きています（News reporter LR and videographer TLKY3. 300 Amish people got shots for whooping cough [Internet]. [cited 2017 Nov 8]. Available from: http://www.ky3.com/content/news/whooping-cough-amish-seymour-423715413.html。N Engl J Med. 2016;375:1343–54.）。

実は、アーミッシュの人たちは宗教や思想的な理由からワクチンを拒否しているのではなく、単なる知識不足が原因だったことが最近の研究でわかっています（Pediatrics. 2011;22:2009-2599）。ですから、このような感染症の流行を抑えるために彼らにも予防接種が緊急避難的に行われました。

私はときどき破傷風の患者さんを見ます。破傷風菌は土の中にいる菌です。日本中に存在します。破傷風の患者さんが激減したのはワクチンのおかげでもありますが、残念ながら子供のときに打ったワクチンの免疫は年とともに落ちていきます。それに、日本の高齢者はそもそも子供のときの予防接種を受けていません。

農作業中に怪我をしないといった工夫で破傷風の予防効果はある程度はありますが、絶対的なものではありません。また、集中治療の進歩で破傷風の患者さんも救命できることは増えましたから、それも近藤氏の言う「死亡率の低下」には寄与しているでしょう。とはいえ、破傷風の患者さんは筋肉の異常が長く続き、集中治療室で何週間、場合によっては何ヶ月という治療を必要とします。そのような病気を「死亡率が減ったから予防しなくてよい」というのは誤った論理だと言わざるを得ません。

同様のことは、これも日本に存在する日本脳炎ウイルスについてもいえます。日本脳炎患者は日本で激減しましたが、これはなんといっても予防接種のおかげです。ワクチンを打つのを止めたら、また日本脳炎の患者は増えるでしょう。決定的な治療法がなく、死亡率の高い日本脳炎。予防接種の必要性は（破傷風などと同様）とても高いのです。

『恐怖』の49頁以降、近藤氏はワクチンには副作用のリスクがあることを事例に挙げながら説明していきます。

私はもともとワクチンを「安全だ」と主張していませんし、副作用のリスクがあることも否定しません。その点では近藤氏のおっしゃるとおりです。ただ、彼がワクチンと死亡との「因果関係」を安易に断定しているのは問題です。

ワクチンを打った。健康に問題が生じた――。

これは、

「ワクチンを打った『から』健康に問題が生じた」

とは同義ではありません。前者は前後関係であり、後者は因果関係です。

問題は、前後関係と因果関係の違いを峻別《しゅんべつ》するのはとても難しいということです。

もちろん、難しいからといって因果関係の可能性を無視する必要はありません。一番妥当性が高いのは「比較」、すなわちワクチンを打ったグループと打たなかったグループで比較することです。一例一例の事例で「ワクチンを打った、健康被害が生じた」というエピソードだけでは、ワクチンと健康被害の「因果関係」を証明するのは難しいのです。近藤氏はワクチンの同時接種も批判していますが、これも前後関係と因果関係の峻別をしないで、かなり乱暴な議論をしています。

ですから、私は常々、因果関係を証明できなくてもある程度の妥当性があれば健康被害に対する救済制度が発動されるようなしくみを作ることを主張しています。そうしなければ、ワクチンを打った方々は因果関係があるのかないのかも分からないまま、救済されない不安も抱えなければなりません。科学の専門家でない方が、ただでさえ難しい科学的因果関係を証明するのはとても大変なのです。もちろん、医学の専門家でない弁護士や裁判官にできる仕事でもありません（だから、ワクチン被害の問題を裁判で解決するのは根本的に間違っていると私は思います）。

ときに同時接種については、近藤氏はアフリカで行われたひとつの研究を紹介しています。ここでは麻疹と黄熱のワクチンを接種した子供とこれに加えて5種混合ワクチンの接種を受けた子供を比較し、後者の12ヶ月後の死亡率が高かったというものです（129頁）。

もっとも、この研究は実は他の目的で行われた臨床研究の対象者を再分析した観察研究です。つまり、5種混合ワクチンを受けたグループとそうでないグループは近藤氏のしばしば述べる「くじ引き」による振り分けはしておらず、よって両群がもともと異なるグループだった可能性もあるのです。これはこの論文を書いた著者ら自身も認めていることです（Vaccine. 2014;32:598–605. Vaccine. 2014;32:2668–9.）。

もちろん、だからといってこの論文を無視したり全否定する必要はありません。しかし、少なくともこの論文を読んで「同時接種は危険だ。止めるべきだ」という結論は導かれませんし、論文を書いた研究者たちもそんな主張はしていません。

妥当性の高くないアフリカのひとつの研究を殊更に強調して、そういう背景をご存じない一般読者に同時接種の危険性をアッピールする近藤氏の方法は医学者としてはいかにもアンフェアであると批判されるべきでしょう。「多種類ワクチンの同時接種はとても危険です」（131頁）と近藤氏は主張しますが、それを支持する、妥当性の高いデータはないのです。

同時接種は忙しい親が少ない受診回数で効率的に予防接種を受けることができる賢明な方法です。

世の中は理想的にはできていませんから、定期接種という制度があってもその制度に乗っかることができない人はたくさんいます。たまたま風邪をひいていたり、お母さんが忙しかったりしてついつい予防接種の機会を逃す。だから、キャッチアップの制度を置かずに「これこれの期間の間に定期接種を打ってください」とだけ言ってよしとする厚生労働省は間違っています。

私はこれまで10代妊婦の風疹とか、妊娠早期の麻疹といった悲しいケースを経験してきました。いずれも予防接種を受け損なった方々です。制度から取りこぼされてしまう人は、かならずいるのです。

風疹になった妊婦さんは中絶するかどうかで悩みます。CRSの危険のため、不安におののく毎日です。ワクチンの恩恵を受けていれば、経験しなくてすんだ苦しみです。

妊婦が麻疹になると大変で、私たちが経験した事例では、感染のために陣痛が始まり早産となり、子供は集中治療室（NICU）でのケアが必要になりましたが、その子供も麻疹に感染していました（Pediatr Infect Dis J. 2009;28:166-7.）。

産婦人科病棟は麻疹の妊婦を受け入れてくれません（他の妊婦に感染させたくないから）。NICUだって麻疹の「未熟児」を受け入れたくありません（他の「未熟児」たちに感染させたくないから）。内科病棟や普通の集中治療室（ICU）は妊婦や新生児に慣れていないので、やはり患者を診ることは困難です。

感染症の現場とはそういうものです。感染症なんてかかったって、免疫力がつくからいいじゃん、なんて甘ったれた主張を医者が軽々しくするものではありません。

このような悲惨なケースをなくすために私たちは予防接種の重要性を訴えているのです。そして近藤誠氏の詭弁《きべん》や暴論を批判するのです。

次にインフルエンザです。『恐怖』88頁以降、とくにひどい誤謬について指摘します。まず近藤氏はインフルエンザ・ワクチンについて「その年に流行するウイルス型がちがっていることのほうが多い。それでは重症化を予防できません」と述べていますが、これは間違いです。

例えば、２００４－05年のシーズンから、２０１６－17年のシーズンまでのインフルエンザ・ワクチンの効果を米国ＣＤＣがまとめています。これによると、インフルエンザ・ワクチンがインフルエンザを抑制した効果を、統計的に有意差をもって示すことができなかったのは04－05年と05－06年の２シーズンだけ。他の年はすべて一定のワクチンによる予防効果を示しています（https://www.cdc.gov/flu/professionals/vaccination/effective

ness-studies.htm)。

近藤氏はまた、インフルエンザにかかった人が登校したり出社しても「つよい免疫ボディー」がつくられるので問題ないと述べていますが、これも病気のリスクと免疫ができる利益のバランスを無視した暴論です。

確かにインフルエンザひとつひとつが人の死の原因になることはそう多くはありません。ですが、流行を無視して何千万人、それ以上という患者が発生すると、相当数の方が死に至ります。分母の数が大きくなると、小さい死亡率も無視できない分子を生むのです。

$$\frac{分子}{分母} = 小さい死亡率$$

分母が巨大になると、(同じ死亡率ならば)分子も大きくなる。一目瞭然です。死んでしまっては「つよい免疫ボディー」もへったくれもありません。

近藤氏はワクチンの副作用による死亡には非常に神経質ですが(それは悪いことだとは思いませんが)、感染症による死亡リスクについてはあまりにも無神経です。

ただ、インフルエンザに抗菌薬は効かないとか、アスピリンを飲んでいるとインフルエンザ死亡リスクが高くなるといった近藤氏の指摘は本当です。ですから、近藤氏はデタラメばかり言っているわけではありません。

「近藤誠が言っているからデタラメだ」と断ずるのではなく、それぞれの主張の是非を、丁寧にひとつひとつ検証していくことが大事です。

近藤誠氏は、川崎病はワクチンが原因であると主張し「すべてがワクチンの副作用だとは言いませんが、かなりの部分がワクチンの副作用です」と断定します。

しかし、そのような説を示す妥当性の高いデータは存在しません。いや、川崎病は感染症の多い季節に発症しやすく、むしろ細菌感染やウイルス感染が引き金になっているのでは、とも考えられているのです。川崎病を発症した子供の兄弟が1週間以内にやはり川崎病を発症しやすいという日本のデータがこのことを示唆しています（J Infect Dis. 1988;158:1296-301.）。感染症と川崎病との関連は（やや不思議な事ですが）近藤氏自身も述べています（133頁）。

かつてMMRという麻疹、風疹、おたふくの三種混合ワクチンと自閉症との関係が議論されたことがありましたが、現在ではこのような関係はないことが分かっています。それどころか、この「因果関係」を主張した論文は反ワクチン派に属する医者のデータ捏造でした。近藤氏は『恐怖』でいまだにワクチン自閉症説に固執します。この点については拙著『ワクチンは怖くない』(光文社新書)で詳しく説明しましたし、近藤氏も説得力のある根拠を述べていないので、ここでは深くは取り上げません。ここでは欧州各国の大規模試験でＭＭＲと自閉症の関係は否定されている、という一点のみを指摘しておきましょう(The Lancet. 1999 ;353:2026–9、JAMA. 2001;285:1183–5、N Engl J Med. 2002;347:1477–82.)。

ワクチン接種のあとに川崎病を発症した事例は報告されていますが、ワクチンと川崎病の関係を示した妥当性の高いデータは皆無です。だから近藤氏の「かなりの部分がワクチンの副作用です」という主張は根拠を欠く暴論なのです。

なお、近藤氏は7万人以上が参加したロタウイルスワクチンの臨床試験でプラセボ群に1人、ワクチン群に5人の川崎病が発生したから「5倍」に増えたと述べていますが(137頁)、これも統計的な有意差のない「誤差範囲」であり、近藤氏の主張は間違いです。

数字を見た目のまま数えて比べてはならない。「誤差範囲」の可能性を無視してはならない。このへんは臨床医学の「いろは」であり、医学生でも知っているべき常識です。たくさんの著書がある近藤氏が、それを知らないはずがないのですが。

B型肝炎ワクチンの販売量と多発性硬化症の発症数を並べたグラフに至っては（155頁）、「チョコレートを食べるほどノーベル賞受賞者が増える」的な医学者なら絶対にやらないような間違いです。関係ないグラフの線を2つ並べて、もっともらしく見せようとしているだけの「子供だまし」です（詳しくは中室牧子、津川友介「チョコレートの消費量が増えるとノーベル賞受賞者が増える？…」[Internet]. ダイヤモンド・オンライン. [cited 2017 Nov 8]. Available from:http://diamond.jp/articles/-/124862」を参照ください。両氏の『原因と結果の経済学』をお読みいただければ、近藤氏が主張する「因果関係」のほぼすべてが根拠を欠いたものであることがよく理解できます）。

近藤氏が指摘する、2200万人が新型インフルエンザのワクチンを接種され、そのうち131人が翌年3月までに亡くなっているというデータも（162頁）、同様の理由でワクチンとの「因果関係」に落とし込むのは乱暴すぎます。このデータでは高齢者、特に80歳以上の方の死亡が特に多かったのですが、80代の方をたくさん追跡したら、そのうち一定数の方が冬の間にお亡くなりになるのは、むしろ自然なことではないでしょうか。

最後にHPVワクチン、俗に「子宮頸がんワクチン」と呼ばれているワクチンについてです。

このワクチンは子宮頸がんの前がん状態を減らすことが示されていますが（BMC Public Health. 2014;14:867）、がんの発症には何年という長い時間がかかるために「がんそのものを減らす」エビデンスはありません。

しかし、B型肝炎ウイルスワクチンが肝臓がんを減らすのに寄与したように（そしてそれをデータとして示すのに何十年もかかったように）、このワクチンががんを減らす効果が明らかになるのも時間の問題でしょう。世界各国でワクチンの恩恵を受けて前がん病態が減っています。日本だけがこの恩恵を受けられないのであれば、それは日本の医療行政の科学的な視点の欠如と言わざるを得ません。

みなさんにとって気になるであろうワクチンの副作用についても、何十万という女の子を長期フォローした研究で子宮頸がんワクチンの接種者と非接種者では差がありませんでした（J Adolesc Health. 2010;46:414–21、JAMA. 2015;313:54–61.）。この点も前掲の拙著で詳しく議論したので、詳細をご覧になりたい方は参照してください。
子宮頸がんワクチンに副作用がないわけではありません。子宮頸がんワクチン後に重篤な健康被害を受けた方がいらっしゃるのも承知しています。しかし、リスクの双方向性を考えた場合、ワクチンを接種した場合としない場合では、したほうが得られる利益は遥かに大きなものです。

まとめです。

近藤誠氏は前後関係と因果関係を混同しています。そして、リスクの双方向性を理解せず、ワクチンのリスクを過大に評価し、ワクチンで防御できる感染症のリスクを過小評価しています。

近藤氏の医学論文の解釈には重大な誤謬が数多く存在します。知らずにやっているとしたら医学者の能力に重大な欠落がありますから、彼の書物は信用に値しません。知っていてやっているのであれば近藤氏はとても悪質なデマゴーグなので、やはり信用に値しませんし、その場合は医学という学問や患者への誠意を著しく欠いているのですから、この業界から即刻退場願うよりほかありません。

私の『恐怖』への評価は以上です。

あとがき

本書の企画はＫＫベストセラーズにいらした戸谷静香さまに、２０１７年3月にいただいたものです。『インフルエンザはなぜ毎年大流行するのか』という仮題で企画をいただきました。よい企画だと思いました。

「はじめに」で書いたような事情があり、本書の執筆は重要だと思っていたのですが、あれやこれやの些事に忙殺され、執筆は後回しに後回しを重ねてしまいました。そうこうしているうちに、戸谷様は異動となり、後任の古川良一様にご担当いただくことになりました。これが２０１８年の8月です。不義理を重ねたと反省し、そこから10日あまりで書き上げたのが本書です。まあ、内容はだいたい当たりをつけていたので、あとはぼくの専門分野内の内容ですから、書くと決めてしまってからは、書き上げるのはそう難しくはなかったのです。

いずれにしても、本書の成立は戸谷様と古川様のおかげです。この場を借りて心から感謝申し上げます。

本屋で売られている本は、特に本書のような医学・科学を扱っている本は、内容の妥当性が非常に重要だと思っています。「売れればいい」と粗製乱造していた単行本や雑誌は、その「売れればいい」というスタンスが飽きられ、呆れられて、皮肉にも「売れなく」なってきています。本屋と出版業の未来像は暗いものかもしれませんが、だからこそしっかりした内容こそが生き残りの条件になる。ぼくはそう信じています。

出版社の中には軽薄な連中もいて、そういう人たちはぼくに「もっと扇情的で売れそうなコンテンツを」と要求してきましたが、ぼくはたとえ売れなくてもそこは譲れん、と軽薄な企画を突っぱねてきました。そういう意味でも戸谷様と古川様にはぼくにコンテンツの自由を与えていただき、感謝しています。

岩田健太郎（いわた けんたろう）

１９７１年、島根県生まれ。神戸大学大学院医学研究科・微生物感染症学講座感染治療学分野教授。神戸大学都市安全研究センター教授。ＮＹで炭疽菌テロ、北京でＳＡＲＳ流行時の臨床を経験。日本では亀田総合病院（千葉県）で、感染症内科部長、同総合診療・感染症科部長を歴任。著書に『予防接種は「効く」のか?』『1秒もムダに生きない』（ともに光文社新書）、『「患者様」が医療を壊す』（新潮選書）、『主体性は教えられるか』（筑摩選書）など多数。

インフルエンザ　なぜ毎《まい》年《とし》流《りゅう》行《こう》するのか　ベスト新書 593

二〇一八年十一月二十日　初版第一刷発行

著者◎岩《いわ》田《た》健《けん》太《た》郎《ろう》
発行者◎塚原浩和
発行所◎KKベストセラーズ
〒171-0021　東京都豊島区西池袋五丁目二六番一九号
陸王西池袋ビル四階
電話　03-5926-5711（代表）
http://www.kk-bestsellers.com/
装　幀◎坂川事務所
DTP◎株式会社オノ・エーワン
校　正◎東京出版サービスセンター
印刷所◎錦明印刷株式会社
製本所◎株式会社フォーネット社

ISBN978-4-584-12593-9 C0247